《汤液经》临证五十年
伤寒温病手足六经辨证

陈敦义 / 著

陈登科 陈镇海 / 整理

全国百佳图书出版单位

中国中医药出版社

·北京·

图书在版编目（CIP）数据

《汤液经》临证五十年：伤寒温病手足六经辨证 /
陈敦义著；陈登科，陈镇海整理 . —北京：中国中医
药出版社，2021.8
（中医师承学堂）
ISBN 978-7-5132-6998-8

Ⅰ.①汤… Ⅱ.①陈… ②陈… ③陈… Ⅲ.①中医内
科—中医临床—经验—中国—现代 Ⅳ.① R25

中国版本图书馆 CIP 数据核字（2021）第 104662 号

中国中医药出版社出版

北京经济技术开发区科创十三街 31 号院二区 8 号楼
邮政编码　100176
传真　010-64405721
廊坊市祥丰印刷有限公司印刷
各地新华书店经销

开本 710×1000　1/16　印张 13　字数 181 千字
2021 年 8 月第 1 版　2021 年 8 月第 1 次印刷
书号　ISBN 978 – 7 – 5132 – 6998 – 8

定价　58.00 元
网址　www.cptcm.com

服 务 热 线　010-64405720
购 书 热 线　010-89535836
维 权 打 假　010-64405753

微信服务号　zgzyycbs
微商城网址　https://kdt.im/LIdUGr
官 方 微 博　http://e.weibo.com/cptcm
天猫旗舰店网址　https://zgzyycbs.tmall.com

如有印装质量问题请与本社出版部联系（010-64405510）

自序

　　义本粤东布衣，躬耕南亩。生命信息密码：癸未戊午癸丑戊午。虽生不满六尺，而志雄万夫。思范文正公语"不为良相，便为良医"，乃拜名师习医，积五十年之经验，深知欲成名医，必读经典，熟背汤头；经典明理法，汤头知方药。

　　吾以为中医乃儒释道及一切传统优秀文化的集萃，三皇教典（《易经》《神农本草经》《黄帝内经》）皆中医吸取营养之土壤。《汤液经》及《伤寒论》《金匮要略》乃中医之特色，如太极生两仪，两仪生四象。阴阳太少，在天为春夏秋冬，在地为东南西北。时空圆融大地，变生五行干支，衍生三才、六气、七情，此阴阳五行学说，为中医辨证之基础。若八卦演绎八纲，六爻类比六经，证医、易同源相通。如"必先岁气，无伐天和"，乃中医天人相应的学说与补偏救弊之平衡理论。

　　中医精髓乃辨证论治、理法方药一线牵。察色按脉，提纲阴阳，所以一病当前，先别阴阳，次辨伤寒、温病，此"简易"之法也，是为"不易"至理，至若"变易"者为无常，故良医者必须对具体的情况做具体的分析，知常达变。

　　且夫时移事异，运气不齐，环境变迁，全球化暖，温病流行，成就叶、吴伟业。然抗生素之滥用，致体虚邪实；况生活方式不同，冰箱、空调酿成中外寒证，肥甘厚味变生消渴、痛风。故伤寒法又为今日之新宠，此良医之所以顺时识势以活用也。因与贤者诸君共敏矣！

陈敦义

2021 年 3 月

目录

第一章 伤寒温病手足六经辨证体系 ································ 001

第一节 我对《汤液经》《伤寒论》五十年的临证探索 ··········· 003

一、论医源于易及六经与八纲的辨证关系 ···············007

二、伤寒与温病之因由 ·································009

三、伤寒温病手足六经辨证体系图及《汤液经法》图解 ···016

第二节 伤寒六经辨证 ································019

一、辨足太阳病脉证并治 ·································019

二、辨足阳明病脉证并治 ·································031

三、辨足少阳病脉证并治 ·································036

四、辨足太阴病脉证并治 ·································040

五、辨足少阴病脉证并治 ·································043

六、辨足厥阴病脉证并治 ·································047

第三节 温病六脉辨证 ································052

一、辨手太阴病脉证并治 ·································052

二、辨手厥阴病脉证并治 ·································061

三、辨手少阴病脉证并治 ·································065

四、辨手太阳病脉证并治 ……………………………………… 069

五、辨手阳明病脉证并治 ……………………………………… 070

六、辨手少阳病脉证并治 ……………………………………… 072

附一　叶香岩《外感温热篇》摘要 ……………………………… 074

附二　手十二经病案治验录 ……………………………………… 076

　　病案 1　手太阴病凉燥，杏苏散（风寒伤肺） ……………… 076

　　病案 2　手太阴病温燥，桑杏汤（燥热伤肺） ……………… 077

　　病案 3　手太阴病风热，桑菊饮（风热伤肺） ……………… 077

　　病案 4　手太阴病热毒喉痛，银翘散（清热解毒） ………… 078

　　病案 5　手太阴病风燥证，止嗽散（风燥伤肺） …………… 078

　　病案 6　手太阴病风湿，麻杏甘薏汤（风湿） ……………… 078

　　病案 7　手太阴病暑热，新加香薷饮（暑湿） ……………… 079

　　病案 8　手太阴病湿温，三仁汤（湿温） …………………… 079

　　病案 9　手太阴病温疫证，甘露消毒丹（温疫） …………… 079

　　病案 10　手太阴病肺家风热，麻杏甘石汤（肺热） ……… 080

　　病案 11　手太阴病热毒结胸，小陷胸合栀子豉汤（肺痈）…… 080

　　病案 12　手太阴病肺痈，千金苇茎汤（脓胸） …………… 081

　　病案 13　手太阴足太阴合病湿浊壅盛，藿香正气丸（湿浊）…… 081

　　病案 14　手足太阴脾肺合病暑湿气虚，清暑益气汤
　　　　　　　（气虚湿盛） ………………………………… 082

　　病案 15　手厥阴病心包热炽，清营汤（气营两燔） ……… 082

　　病案 16　手太阴手厥阴合病，加味白虎汤（肺性脑病） … 083

　　病案 17　手厥阴暑热温疫，加味白虎汤（肺性脑病） …… 083

　　病案 18　手厥阴病脑风痰厥，小柴胡二陈汤（脑结核） … 084

　　病案 19　手厥阴病风眩心包气弱，半夏天麻白术汤
　　　　　　　（气虚风眩） ………………………………… 084

　　病案 20　手厥阴病瘿肿，三才生脉消瘰方（甲亢） ……… 085

　　病案 21　手厥阴病斑疹，消斑青黛方（斑疹） …………… 085

病案 22 手少阴病心烦不眠，黄连阿胶汤（心烦不眠）⋯⋯⋯ 086

病案 23 手少阴病心胃痛，半夏泻心汤（心胃痛）⋯⋯⋯⋯ 086

病案 24 手少阴病胸痹，加味瓜蒌薤白汤（胸痹）⋯⋯⋯⋯ 087

病案 25 手少阴病中风，小续命汤（脑血栓）⋯⋯⋯⋯⋯ 087

病案 26 手太阳病小肠积热，黄连导赤散（清小肠火）⋯⋯ 088

病案 27 手太阳病三焦热盛，三石黄连解毒泻心方

　　　　（三焦热毒）⋯⋯⋯⋯⋯⋯⋯⋯⋯⋯⋯⋯⋯⋯ 088

病案 28 手阳明病寒湿，附子理中汤（胃寒泄泻）⋯⋯⋯⋯ 089

病案 29 手阳明病水泻，胃苓汤（水泻）⋯⋯⋯⋯⋯⋯⋯ 089

病案 30 手阳明病肠痈，大黄牡丹皮汤（阑尾炎）⋯⋯⋯⋯ 090

病案 31 手少阳病三焦热实，大柴胡汤加味（胰腺炎）⋯⋯ 090

病案 32 手少阳病三焦气虚，祝氏六味汤加味（糖尿病）⋯⋯ 091

第二章　新撰汤头歌诀 ⋯⋯⋯⋯⋯⋯⋯⋯⋯⋯⋯⋯⋯⋯⋯⋯ 093

第一节　新撰汤头歌诀前言 ⋯⋯⋯⋯⋯⋯⋯⋯⋯⋯⋯⋯ 095

第二节　《汤液经》歌诀 ⋯⋯⋯⋯⋯⋯⋯⋯⋯⋯⋯⋯⋯ 100

一、《汤液》阴阳旦六神小大方——十六方 ⋯⋯⋯⋯ 100

二、《汤液》小（大）五脏泻补方歌诀——二十方 ⋯⋯ 105

第三节　治病八法与经典名方 ⋯⋯⋯⋯⋯⋯⋯⋯⋯⋯⋯ 111

一、汗方 ⋯⋯⋯⋯⋯⋯⋯⋯⋯⋯⋯⋯⋯⋯⋯⋯⋯⋯ 111

附一　中风方 ⋯⋯⋯⋯⋯⋯⋯⋯⋯⋯⋯⋯⋯⋯⋯ 118

附二　止汗方 ⋯⋯⋯⋯⋯⋯⋯⋯⋯⋯⋯⋯⋯⋯⋯ 122

二、和方 ⋯⋯⋯⋯⋯⋯⋯⋯⋯⋯⋯⋯⋯⋯⋯⋯⋯⋯ 123

三、温方 ⋯⋯⋯⋯⋯⋯⋯⋯⋯⋯⋯⋯⋯⋯⋯⋯⋯⋯ 130

四、清方 ⋯⋯⋯⋯⋯⋯⋯⋯⋯⋯⋯⋯⋯⋯⋯⋯⋯⋯ 136

附　外科撮要 ⋯⋯⋯⋯⋯⋯⋯⋯⋯⋯⋯⋯⋯⋯⋯ 149

五、燥方 ⋯⋯⋯⋯⋯⋯⋯⋯⋯⋯⋯⋯⋯⋯⋯⋯⋯⋯ 150

附　哮喘四方 ⋯⋯⋯⋯⋯⋯⋯⋯⋯⋯⋯⋯⋯⋯⋯ 159

六、润方 ································· 162

七、补方 ································· 168

八、泻方 ································· 180

　　附一　吐法一则 ···················· 187

　　附二　妇科撮要 ···················· 187

附　陈氏易医义 ························· 193

后记 ··································· 198

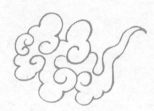

第一章

伤寒温病手足六经辨证体系

第一节　我对《汤液经》《伤寒论》五十年的
临证探索

　　民国杨绍伊考次的《伊尹汤液经》，深厚的笔力，翔实之史料，考证了《汤液经》和《伤寒论》的关系。他从《汉书·艺文志》所载"《汤液经》三十二卷"，确证《汤液经》在东汉的存在。再从晋·皇甫谧（字士安）《针灸甲乙经》序中所载"伊尹以元圣之才，撰用《神农本草》以为《汤液》，汉张仲景论广《汤液》为十数卷，用之多验"可知，皇甫士安据此推断出仲景之前尚有任圣创作之《汤液经》。仲景书本为《广论汤液》，后经王叔和撰次仲景遗论，而成为后世之《伤寒论》。这就难怪我早年读仲景书，见《伤寒论》条文中有以六经如"太阳病"和以"伤寒"为篇首，及有问答式的"问曰""师曰"等奇怪编次。今经杨绍伊考证释疑，始知《伤寒论》条文中以六经（太阳病、阳明病、少阳病、太阴病、少阴病、厥阴病）为篇首者为《汤液经》，以伤寒为篇首者为"仲景论广"，其他余论、遗论多为仲景弟子和王叔和拾遗撰次。且观《伤寒论》中从来未见称引一语，知是就《汤液经》原文而广附之者，若然则《汤液经》全文则在仲景书中"一字未遗"。且仲景以自己所撰的伤寒为"论"，而以六经为篇首者自是名"经"无疑矣！至六经提纲如"太阳之为病，脉浮，头项强痛而恶寒"等六条，云是仲景弟子后所撰集，吾也然之！另《针灸甲乙经》序云："近世太医令王叔和撰次仲景遗论甚精。"考撰次者即撰集仲景遗论以之次入仲景书中是也，若如是则今《伤寒论》全书为任圣之《汤液经》、"仲景论广"以及王叔和"仲景遗论"之集合也明矣！观今《伤寒论》序不名

"仲景自序"，而名曰"伤寒卒病论集"，"集"之一字是集合，多人之作亦明矣！

至杨绍伊在所考《伊尹汤液经》中提到王叔和作伪《伤寒论》序"实欲自见其所撰用之书"，绍伊挥起大斧，首砍"撰用《素问》《九卷》《八十一难》《阴阳大论》《胎胪药录》并《平脉辨证》"二十三字，认定仲景乃《伊尹汤液经》学派而非岐黄家言。认为叔和误导后世学术研究，以为仲景本于《黄帝内经》而非本于《汤液经》。杨绍伊还认为勤求古训，博采众方在文法上为"浑说"，撰用二十三字为"详举"。凡浑说者，不必详举；详举者，不必浑说。其理虽确确，但也只能算是一家之言。况杨绍伊更挥斧砍掉下面序文近二百字，从"夫天布五行"至"夫欲视死别生，实为难矣"止，以为魏晋之音，文风不同，滴血验之，自见分别。

我以为对历史考证宜慎重。考仲景生于东汉末年，《黄帝内经》《难经》皆春秋战国之物，特别是扁鹊素为仲景所崇拜，仲景学之亦属当然，说撰用亦无不可。至说《伤寒论》源于《汤液经》，《汤液经》源于《神农本草经》本无可非议，但若说仲景不读《内》《难》则属妄测。且《汤液经》方剂虽来源于本草而大异于本草，其中物理化学之大变化，已非三言两语所能详述者。其君、臣、佐、使与四气五味之变化，相须相使、相恶相反之情，已是一门新的微妙而伟大的学科，融入了千百万群众的参与和诸多学者的心血。

综上所述，可见《伤寒杂病论集》序非出自一人之手笔。而《伤寒论》实是《汤液经》与"仲景论广汤液"及"仲景遗论"之集合。如欲考证《汤液经》与《伤寒论》，实应拿出证据，这就是华阳隐居陶弘景撰的《辅行诀脏腑用药法要》。此书出于敦煌石窟藏经洞，乃河北威县张大昌于1974年将祖先张光荣家藏抄本寄给中国中医研究院经考证确认的作品。其中主要内容有五脏补泻方和二旦六神大小方，是一部以五脏辨证为主的重要临床著作，此书与传世医书《伤寒论》《金匮要略》有诸多相同、相似之处。证《辅行诀》其《脏腑用药法要》实开五脏五行辨证大门，启医易同源妙道。窃思阴阳二旦、六神大小方实可用易学八卦以概之。亦诚为八纲辨证打下坚实的基础。或因黄巾之乱，仲景避道家之言，故方多以药命名，使五脏辨证和八卦定方走进曲折，诚为遗憾。考《辅行诀脏腑用药法要》已把中医纳入易学八卦六爻与五行辨证体系之中，这不能不说是一种伟大的发明与创举，使中医既有章可循，又能辨证以活用，使我们不免骄傲地说这是我们中国人的专利。

陶隐居曰："凡学道辈，欲求永年，先须祛疾，或有夙瘤，或患时恙，一依五脏补泻法例，服药数剂，必使脏气平和，乃可进修内视之道。不尔，五精不续，真一难守，不入真景也……谨将五脏虚实证候悉列于左，庶几识别无误焉。"此揭示五脏辨证之先例也。

弘景又曰："外感天行，经方之治，有二旦、六神大小等汤，昔南阳张机，依此诸方，撰为《伤寒论》一部，疗治明悉，后学咸尊奉之。山林僻居，仓卒难防外感之疾，日数传变，生死往往在三五日间，岂可疏忽。若能深明此数方者，则庶无蹈险之虞也，今亦录而识之。"

考《汤液经》之小阳旦汤即《伤寒论》仲景之桂枝汤，大阳旦汤即仲景桂枝汤倍芍加饴之小建中汤再加参芪。小阴旦汤即仲景之黄芩汤加生姜，亦即桂枝汤以黄芩易桂枝；大阴旦汤即仲景之小柴胡汤加白芍。《汤液经》之小青龙汤即仲景之麻黄汤，大青龙汤即仲景之小青龙汤。小白虎汤即仲景之白虎汤，大白虎汤即仲景之竹叶石膏汤易人参为生姜。小朱雀汤即仲景之黄连阿胶汤，大朱雀汤即小朱雀汤再加人参干姜。小玄武汤即仲景之真武汤以干姜易生姜，大玄武汤即仲景真武汤再加人参甘草。小勾陈汤即仲景理中汤去术加枣，大勾陈汤即仲景半夏泻心汤以生姜易干姜。小腾蛇汤乃仲景大承气汤以甘草易大黄，大腾蛇汤则为仲景大承气汤再加葶苈子、甘草和生姜。

再观《辅行诀》五脏补泻方中，举其要者陈之：小泻心汤即仲景之泻心汤，大泻心汤即泻心汤再加白芍、甘草、干姜。小补心汤即仲景之瓜蒌薤白汤加半夏，大补心汤即再加厚朴、枳实、桂枝。小泻脾汤即仲景之通脉四逆汤，大泻脾汤即再加大黄、黄芩、枳实。小补脾汤即仲景之理中汤，大补脾汤即再加麦冬、五味、旋覆花。

观上述则"汤液"与"伤寒"已一目了然。所以陶弘景曰："阳旦者，升阳之方，以黄芪为主。阴旦者，扶阴之方，以柴胡为主。青龙者，宣发之方，以麻黄为主。白虎者，收重之方，以石膏为主。朱雀者，清滋之方，以鸡子黄为主。玄武者，温渗之方，以附子为主。此六方者，为六合之正精，升降阴阳，交互金木，既济水火，乃神明之剂也。张机撰《伤寒论》，避道家之称，故其方皆非正名也，但以某药名之，以推主为识耳。"

另者据《辅行诀》所载，"经云：在天成象，在地成形，天有五气，化生五味，五味之变，不可胜数，今者约列二十五种，以明五行互含之迹，以明五味变化之用，如下。

味辛皆属木，桂为之主，椒为火，姜为土，细辛为金，附子为水。

味咸皆属火，旋覆为之主，大黄为木，泽泻为土，厚朴为金，硝石为水。

味甘皆属土，人参为之主，甘草为木，大枣为火，麦冬为金，茯苓为水。

味酸皆属金，五味为之主，枳实为木，豉为火，芍药为土，薯蓣为水。

味苦皆属水，地黄为之主，黄芩为木，黄连为火，白术为土，竹叶为金。

此二十五味为诸药之精，多疗五脏六腑内损诸病，学者当深契焉。"

如木火土金水所属五味辛咸甘酸苦，与《黄帝内经》所述酸苦甘辛咸大异，其五味之调和，化学之大用，我以为远比《黄帝内经》实用，颇有研究价值，因抄录于此，与君共研赏。

"陶云：肝德在散。故经云：以辛补之，酸泻之；肝苦急，急食甘以缓之，适其性而衰之也。"

"陶云：心德在软。故经云：以咸补之，苦泻之；心苦缓，急食酸以收之。"

"陶云：脾德在缓。故经云：以甘补之，辛泻之；脾苦湿，急食苦以燥之。"

"陶云：肺德在收。故经云：以酸补之，咸泻之；肺苦气上逆，急食辛以散之，开腠理以通气也。"

"陶云：肾德在坚。故经云：以苦补之，甘泻之；肾苦燥，急食咸以润之，至津液生也。"

吾浅见以为，上述《黄帝内经》所说的是体，《辅行诀》所说的是用。这正如《易经》有先天数与后天数体用之不同也。何者？《辅行诀》云"肝德在散"，关键在此"德"字。考"德"字，得也，是得到与应用之意也。至云"以辛补之，酸泻之，肝苦急，急食甘以缓之，适其性而衰之也"，是天地人三才之用也。其理顺，其义正。肝者，春木也，喜散正以布阳和也。所以肝主春，其味应为辛。肺者，秋金也，喜酸收以敛降也，其味应为酸。心者，夏火也，其味应为咸以软坚。肾主冬，其味应为苦以燥之。这样正名核实，今后在立方用药中，才能心中有数。

一、论医源于易及六经与八纲的辨证关系

考《汤液经》乃至《伤寒论》，最主要的还是六经与八纲的关系问题。六经有阴阳太少四象表里，若八纲则更加上寒热、虚实两对概念，因而八纲是母系，六经是子系，八纲是辨证体系，六经是病位模式。考中医发展原是先针灸而后汤液，以经脉名病名证，习惯已久，故伤寒以六经分篇本不足怪。六经始终贯穿着八纲辨证精神，故难怪有些人错以为六经就是八纲，或以为可以废六经归于八纲辨证，若要解释清楚，还要请出《易经》理论。

八纲类同于八卦，六经类同于六爻，八卦交错变化乃易学大纲，六爻本三才而两之，二三得六，六爻之情也。三才者，天地人之分也，"两者"阴阳内外卦爻也。初与二属地，五与上属天，三、四爻为人位而居

中，其阴阳变化进退之枢机，六经病象变化之形能，就有病位可规范模拟。譬如太阳病为初爻，阳明病为二爻，少阳病为三爻，太阴病为四爻，少阴病为五爻，厥阴病为上爻，其由阳入阴，由阴出阳之病位、病理变化就是六经大义，其传经次序，合病、并病和六经病解时都是六经辨证主要内容。其一表二里三门之治法，就说明六经病邪之出路在汗与下，故太阳病、阳明病就列为主要。至肾司二便，故少阴病就列为二里之一。其中太阳主开，阳明主阖，少阳为枢，太阴为开，少阴为枢，厥阴为阖，医者犹须明白在胸。若仲景开创半表半里与和法之妙论，则中医更彰中庸和谐之道。

由于有了六经病位病理模式，则审病辨证便有了根据，辩证法量和质便有象可征，有数可算，有理可推。如太阳病中有中风、伤寒、温病之分，痉、湿、暍之别；其已涵盖了风、寒、火、燥、湿、暑六气。因中风与伤寒在症状上之分别较微，故《伤寒论》中常多提及以资辨别。而伤寒与温病一阴一阳之对比，显明易见，故论中少谈温病而多言伤寒，此源于针对性有偏重。至痉、湿、暍病因乃燥、湿、暑，虽同属太阳病，而病因不同，症情有异，故仲景另为立篇。痉病乃邪风燥热所袭；湿病为阴邪，常与内科混同；暍分阴阳，有阴暑、阳暑之别，故有清暑益气与白虎之治。如六经形证，一般读《伤寒论》者都胸有成竹。但为医者，不怕治纯阴纯阳、纯寒纯热之病，最怕治夹杂并合之病，最怕阴阳乖舛、虚实夹杂、寒热莫辨、表里难分之病。你要说寒它有热，要说虚又夹实，要说是表证而夹有两感，要说是外感却有内伤。如《伤寒论》桂枝汤证就有几十种变化：有去桂去芍、加桂加芍所引起方剂功效的变化，有加芪、加附、加参之变化，有加杏朴、加麻葛、加小柴胡汤之并合之病证，等等。以至于在表证模型层次中仲景就列了桂枝汤、麻黄汤、越婢汤、桂麻各半汤、桂枝二麻黄一汤、桂枝二越婢一汤、大青龙及葛根汤等层次。麻杏甘类方又有麻杏甘桂、麻杏甘石、麻杏甘薏、麻杏甘乔豆及麻附甘、麻附辛之分别，为中医者眼花缭乱矣！这就需要八纲辨证才能阴阳分，寒热明，表里辨，虚实清。

再观《周易·系辞》云："《易》之为书也，原始要终，以为质也，六爻相杂，唯其时物也。"说的是《易经》这本书是以追溯原始，归纳综括，探求事物的本质为主体，至于复杂的六爻只不过是某一事物和某一时间的象征而已。在这里六爻就可类比六经。《周易》又曰："其初难知，其上易知，本末也，初辞拟之，卒成之终。若杂物撰德，辨是与非，则非其中爻不备。"我们类比之，就可知道初爻说的就是太阳病之"潜龙"。潜则难知，证情难明，变化复杂，故太阳病所占条文近半数。而到了上爻，事物的形象已完备，象征之厥阴病已不需要多少条文来论述就明白了，就可以察往而知来。《周易》又云："二与四同功而异位，三多凶，五多功，贵贱之别也。"比拟社会人事君臣之义，简明说的是：阳明病可下而易医，太阴病形虚故难瘳也；至三爻乃下卦之极，"或跃在渊"，正邪交争急，为病之发展时期，故"凶"。而五居中位，病虽重而证情明，众重视反而"多功"矣！但总的说：六经所揭示的是疾病传变的普遍规律，但"对于具体的情况，还须做具体的分析"，这就是中医之特色，良医之大本也。

二、伤寒与温病之因由

忆甲申岁冬，余因装修，打扫卫生，拖地板，不慎打湿鞋袜，余干脆赤脚工作，时虽觉寒冷，但仍强忍至清扫完毕。顿觉阵阵阴寒之气从脚而上，即以温热水浸脚，稍好遂不以为意，次日终因伤寒而病倒矣！数日方愈。窃以为初若重视，审因辨证，即以麻附辛，或桂枝加附子汤治之，应尽剂而愈，不至养虎为患。因思其致病因由乃伤寒及水湿所伤。忆初伤之时，阴寒经传导从足太阳而上，足属阴类，同气相求，故寒邪伤于下。再以手、足阴阳论，手为阳，足为阴。所谓足太阳者即阴太阳也，即太阳落于寒水之地，故寒为大患也。如考六经传变，一日太阳，二日阳明，三日少阳，四日太阴，五日少阴，六日厥阴，传经至此，阴尽阳生之时，阴阳交战，厥热胜复，阴胜则厥，阳胜则复；厥者手足厥冷，阴阳进退之机，死生之变也。若少阴能转少阳，或厥阴能转阳明则病向愈矣！反之不幸阴生厥至，病笃矣！谈《伤寒论》语详矣！所可悟者，寒为阴浊之气，故伤下，足乃阴类，故寒必伤足太阳矣！此论其常者，但因体质强弱之异，也有直中三阴或两感之病，宜须仔细辨明。

再忆某岁，温病流行，余诊视病人，适观其喉舌，冷不防病者呼气，其气温热秽臭，避之不及。虽闭气自卫，然秽浊之气仍从口鼻传入，感染其毒疠之气，温邪热变，感传最速，下午则发热，咽喉不适而病矣！因思物理现象热往上炎，炎字火上加火也，如釜下加薪；如火烙物，即著于物，故温邪伤人"在一经不移"，而伤寒则多传变。叶天士云："温邪上受，首先犯肺，逆传心包。肺主气属卫，心主血属营，辨营卫气血虽与伤寒同，若论治法则与伤寒大异也。"此乃温病学之纲领也。吴瑭云："凡病温者，始于上焦，在手太阴。"此乃祖述刘河间温热论之眼目也。肺与手太阴名异实同也，此乃叶、吴所以开启温病学之大门也。所谓手太阴肺经，肺在上，手属阳，同气相求，故热先伤手太阴肺经也。热伤气，热伤阴，故温邪首犯手太阴也。《素问·灵兰秘典论》云："左右者，阴阳之通路。"手足者，当为阴阳之上下也。况乎自然规律，阴阳对立而统一，同性相吸引，异性相排斥，故寒伤阳，热伤阴乃天经地义之事，此"伤寒"与"温病"之理论根据也。所可悟者，热乃炎上之物，故多伤三焦，多从口鼻而入于肺也。且治上焦如羽，非轻不举，故治温多用辛凉轻清药。至于寒，乃重浊之物，故伤人多于下，从足太阳而入。感寒和病热虽同从表入而途径不同，热伤手太阴，寒伤足太阳也。

总括上面寒温因由，水火之变，伤寒温病大法，寒温各有自己的特点和规律。寒与温乃宇宙矛盾事物的两个对立面，演绎《心经》色空原理："寒不异温，温不离寒，寒即是温，温即是寒。"知寒温之大要者，庶几可为苍生大医。《素问·阴阳应象大论》云："水火者，阴阳之征兆也。"若水寒火热，水清火浊，水白火赤，水润火干，水静火动等对立概念，人多知之，不必赘述。以专业术语论之：伤寒、温病以恶寒和恶热（或发热）为分界线，故仲景云："太阳之为病，脉浮，头项强痛而恶寒。"又云："太阳病，发热而渴，不恶寒者为温病。"此又在恶寒与否之外，加上一条渴与不渴以分寒热。以此彰示伤寒与温病之大纲。仲景又云："太阳病，发热，汗出，恶风，脉缓者，名为中风""若发汗已，身灼热者，名风温。风温为病，脉阴阳俱浮，自汗出，身重，多睡眠，鼻息必鼾，语言难出。"仲景以此，一生二，二生三，揭示了伤寒与温病、中风与风温的分别。以脉阴阳俱浮为风温。此脉诊之辨也。至云温病在一经不移，而伤寒则多传变。论曰："伤寒一日，太阳受之，脉若静者，为不传；颇欲吐，若躁烦，脉数急者，为传也。"所谓传者，不论伤寒传中焦阳明或温病逆传厥阴，皆为温热病也。

而《伤寒论》作于东汉末年，军阀混战，兵灾之后，继以凶年，人民饥寒交迫，致寒疫流行，如张仲景自序云："余宗族素多，向余二百，建安纪年以来，犹未十稔，其死亡者，三分有二，伤寒十居其七。"可知寒疫流行之猖獗也。张仲景"感往昔之沦丧"乃博采众方作《伤寒杂病论》以救时艰。《伤寒论》简而明之，实以偏制偏之善法也，故论中首推桂、麻、四逆等辛温之方以发散寒邪、回阳救逆。虽然《伤寒论》以治寒著称，但其治温之法也素备，如白虎、黄芩汤，栀子豉汤，大小承气汤类方已涵盖阳明经热腑实之治，已可概括吴瑭治中焦之法，至麻杏甘石辛凉之法也开启了手太阴温病之门。仲景六经辨证方法垂万古而不衰，历万世而为典。

至后世温病之设，也时气之势使然也，有其时便有其气，有其气，便有其方药；方药由人兴，此时势造英雄也。温病学乃祖述伤寒，羽翼伤寒之大法，其如长江后浪推前浪也宜矣！远溯刘河间专主火，其云："温热时邪，当分三焦投药，以苦辛寒为主，若拘六经分证，仍是伤寒治法，致误多矣！"若此就为食古不化。吴瑭应时达变，宗三焦论作《温病条辨》其寿世寿民也宜矣！其治上焦如羽，非轻不举，银翘、桑菊辛凉解表之法，开治温之先河。昔叶天士有"温邪上受，首先犯肺"说，吴瑭有"凡病温者，始于上焦，在手太阴"说，与张仲景寒邪伤

"足太阳经"说，其一阴一阳之谓道，已为医门之大纲，识阴阳寒温之理，医道全矣！此也为中医绝学之不二法门，《伤寒论》与温病学乃矛盾事物之对立面，缺一不可。观吴瑭虽偏重于治温，偏重于清热解毒滋阴，然《温病条辨》第一方，开章明义仍以桂枝汤为首，其顺承《伤寒论》大法也明矣！因人毕竟是温血动物，以37℃左右为标准体温，所以伤寒仍是矛盾主要方面，况热毒不论有多深，伤阴不计有几厚，但"至死不渝"者，仍是以亡阳两脚冰凉为归宿。虽然古来有"阳常有余，阴常不足"与"阳非有余，真阴不足"之争，或以《黄帝内经》病机十九条，火热常逾半，欲以推崇"温病学"治温大法，但也实似是为非。毕竟仲景《伤寒论》《金匮要略》治外感杂病之大法已素备，其六经模式诊治大法和四诊八纲法理已深入人心。

夫六经者，"系统学说"也，恰如易学六爻之变化，可与今日科学系统论相联系，但仍脱不了阴阳为之纲领。太极生两仪，两仪者，阴阳也。阴阳又生阴阳，是为四象，即阳有太阳、少阳，阴有太阴、少阴，太、少之间有阳明、厥阴为之间即中介，然后有手足为之纲，是为手足阴阳十二经脉。至四诊者，望闻问切调查了解也，辨病须四诊合参。八纲者，以阴阳为纲领，而有表里寒热虚实之用也，所谓寒热者，水火也，有征兆可寻也，是为病性学说，寒热辨则伤寒六经和温病学说，浮出水面矣！若虚实者，"体质学说"也，《黄帝内经》有五行人与五脏说，传统说法有阴虚阳虚体质。若外感有麻黄、桂枝、柴胡体质，六神体质的有大小阴阳二旦，有青龙与白虎、朱雀、玄武及腾蛇勾陈体质。总之，邪之所凑，其气必虚。天之道，补不足，损有余，是为至理名言。至表里者，"病位学说"也，明表里而知浅深。大医之功力也，协调上下，气血通达矣！

概括上述，寒温之邪伤人皆曰病。持伤寒与温病学说以治人皆曰医。二者是一不是二，是一个东西的两个方面，中医叫整体观，辨证以活用之，是名整体观辨证法，是中医精髓，它以阴阳为纲领，正如《黄帝内经》所说："阴阳者，天地之道也，万物之纲纪，变化之父母，生杀之本始，神明之府也，治病必求于本。"知此已基本可描绘出中医之蓝图了，人之身体，不是属阴就是属阳，人之生病，大部分不是伤于寒冷就是伤于温热。在历史上，能够医治伤寒变证或温病热毒的根本大法就是仲景的《伤寒论》和后世的温病体系。

如医源于"易"，易有太极，是生两仪，两仪生四象，四象生八卦，八卦生吉凶，吉凶生大业。如八纲阴阳寒热表里虚实，类同于八卦乾坤离坎艮兑巽震（天地火水山泽风雷），此医源于易的确切证据。而"一阴一阳之谓道"，两仪即阴阳，阴中有阳，阳中有阴，阴阳复有阴阳，是为生生不息。如上述有太、少，即太阴、少阴、太阳、少阳是为四象。阴阳矛盾事物是互相联系的，即《心经》所说："色不异空，空不异色，色即是空，空即是色"和《中庸》所说的道不可须臾离也。如道之不离则需物为中转、中介，或名中见，中庸、中道，义皆相同也。中医最聪明，于太、少之间有阳明、厥阴之设以通往来。阳明者，阴生而阳尽也，厥阴者阴尽而阳生也。既济、未济，互相联系，极尽其妙。《周易》云："阴阳不测之谓神。"非中医理论之至神能通达若此乎？阴阳再冠之以手足，是阴阳之复有阴阳也。述而作之，足经有三阳三阴，分别是足太阳膀胱经，足阳明胃经，足少阳胆经，足太阴脾经，足少阴肾经，足厥阴肝经。《伤寒论》六经辨证言之详矣！至手经也有三阴三阳，分别是手太阴肺经，手厥阴心包经，手少阴心经，手太阳小肠经，手阳明大肠经，手少阳三焦经。吾如此排列，其理论根据实源于传统哲学阳顺阴逆之相反相成。

夫伤寒所以伤足之太阳，上已言之。至温病为何首伤手太阴，吾以为理由有六：①肺位最高，为五脏华盖。肺主皮毛为人身之表，故温邪首伤手太阴肺固宜也。②物理现象热主炎上，肺位最高，伤之最宜也。③肺主气，大家都明白，蒸气温度比水温高。而寒伤营，热伤气，寒邪伤浊，热邪伤清，热伤肺气，不也宜乎！④上为阳，下为阴，手为阳，足为阴，同气相求，温为阳邪，手为阳位，温邪伤手不伤足也固宜矣！⑤天地规律，"同性相排斥，异性相吸引"，阳遇阳为阻，阴遇阳则通，寒邪伤阳，温邪伤阴，谁曰不可。⑥气者，空也，故热邪多从口鼻而入，邪伤空窍，此感邪之途径也。因悟温邪伤人传染，宜戴湿口罩以避温防疫也。湿性弥漫，故可防疫气之渗透也。

考上述伤寒、温病大法，寒、温本为天地正气，过之则伤正。审测阴阳之机，寒热之情，医之大务也。《黄帝内经》云："善诊者，察色按脉，先别阴阳；审清浊，而知部分；视喘息，听音声，而知其所苦；观权衡规矩，而知病所主；按尺寸，观浮沉滑涩，而知病所生。以治无过，以诊则不失矣！"所以别阴阳之道者，中医辨证整体观也。所谓病分两途，医者一心：两途者，分辨寒热虚实表里之谓也；一心者，四诊八纲整体之辨也。夫病不怕偏，偏者易明，病最怕杂，混而难识。若恶寒倦卧，脉微细，但欲寐之四逆、真武证候，医者皆知为伤寒；若大热大渴大汗脉象洪数的白虎四大症，人皆知为病热。凡医最怕者寒热混，虚实杂，表里不分，合病并病，体虚邪实，大实有羸状，大热欲近衣，真假难明，阴阳乖舛，其病难辨，七情郁结，其病难医。其他似是而非之症，病者滔滔，医者狐疑，寒热之药，如沉大海，补泻之用，皆如无药。更可怕者，以阴为阳，以寒为热，虚实莫辨，表里不明，病轻药重，病重药轻。医者之秘，原在于量，术之精者，本在忧勤，慧心崇德，药如神灵。其实病者，原有端倪，苟能虚心体察，自能见病知源。吾平生渴求经典，以《黄帝内经》《伤寒论》《金匮要略》为中医专业，以儒释道为基石，贯通马恩列毛，旁及四书五经。四书者，孔孟之道也，大学之明德，中庸之正道。若新五经者：《易经》《黄帝内经》《道德经》《六组坛经》《金刚经》《心经》，取其精华，可以增慧明德。

大学之道，在明明德，在亲民，在止于至善，其格物致知的科学精神，正心治国平天下的道德规范，诚后学之楷模。若"天命之谓性，率性之谓道，修道之谓教。"其性命之道，中和之治，正是中医之精髓。何谓中医，中医者，并非仅仅理解为中国医学之名称而已，其实质是平衡理论。中和平正、补偏救弊，补不足损有余之天道。它是人类全部生活情感的含藏与发挥，而并非"喜怒哀乐"所各发之片面感情。它孕育着矛盾内部事物的妥善解决方法，因能"发而皆中节"，即命中目标，使主要矛盾解决。它是"天下之大本，人间的达道"，致中和就是中医学之道，就是中医学之最好诠释。

《周易·系辞》云："乾知大始，坤作成物。乾以易知，坤以简能，易则易知，简则易从……易简而天下之理得矣！"中医原于易理，追求简易方法。崇尚归同反一，执简驭繁，用力少而成功博。西医则不然，借助微观手段，越分越细，病名逾十万，很多时候把简单道理复杂化，把人让位于机器，滥用检查之风盛，费时浪费，焦头烂额矣！慷慨陈言，言渐远矣！复归正传。

中医博大精深，吾将探索如何用简易方法贯串中医学以执简驭繁。考《伤寒论》与《温病学》乃治寒、温之病的纲要，而足太阳和手太阴乃为纲中之纲。鄙意以此二者为大纲，纲举而目张。再以手足十二经脉脏腑为目，条分缕析，以十二经脉循行图解经穴以系之，按图索骥，知经络之循行穴位尺寸矣！再以是动知十二经络所主病矣！而伤寒六经形证，仲景已成体系，虽粗具规模，但还宜规范之，发挥之。至手六经之传变，顺传、逆传及其排列，尚无定法，手六经提纲条文尚参差不齐，唯手太阴条文论述较详，而逆传厥阴、手少阴，手太阴传手阳明，手少阴传太阳，手厥阴传手少阳之论述尚乏善可陈。因呼吁有志于中医者，诸家共争鸣之。窃以为手之六经根于肺循环为主，足六经以体循环为主，肺主气，心主血，此或是手六经与足六经之分别。而伤寒六经多伤阳，温病手经多伤阴，此又为手足六经之分别，因大胆假设与明者诸君小心求证耳。

考六经问题，仲景《伤寒论》原文都没标明手足，致后世历史上诸多争论，有云足经通天彻地，足可以涵盖六经也，或云六经就是六经辨证，岂可与《黄帝内经》十二经脉混也？

我以为上述之说皆为以偏概全也。夫经者纵也，络者横也，仲景所论六经乃足之六经也，叶、吴所论乃温病手之六经也，不可以胡混。至云手足三阴三阳十二经脉源于《黄帝内经》，特别是七篇大论更是阐述精辟，而"四气调神大论"与"阴阳应象大论"又为七篇大论之纲，阴阳四时之义明焉！但六经之名在《黄帝内经》经脉篇与运气篇并存，故虽名同而内容有同有不同，而《辅行诀》问世足可证明六经源于"汤液"，故说六经来源于"易"更合情合理，易生两仪而化四象，至阳明、厥阴乃阳尽阴生、阴尽阳生之变。六经有手足，仲景因主讲伤寒故只能讲足之六经，以救时艰，诗云："一口无能话两面，留与叶吴展雄嘉，手足亲情原兄妹，伤寒温病是一家。"

且夫病有三因辨证，姑引内外因论之，不过是外感与内伤而已，外感不离风寒暑湿燥火六气，内伤莫逃喜怒忧思悲恐惊七情。外感中伤寒与温病只是揭示两端而已，若喻嘉言之燥气论，薛生白之湿热论并非子虚乌有，只是未成主流。若《道德经》云"有物混成，先天地生"和《中庸》所说"可离，非道也"，知病多有夹杂。故伤寒有化热说，如《黄帝内经》云："今夫热病者，皆伤寒之类也。"故病虽伤于寒，而有风暑燥湿火之夹杂，甚或有寒热并存，有先伤于温而后伤于寒者，有外寒内热者，有上热下寒者，千变万化，若再加合病并病和体质强弱变数，头昏发惊矣！为此，一方面应有辨证思维的活用，以变制变的能力；另一方面应具整体观的思想，在诸多特殊中科学抽象出带有普遍规律性的东西，制订出一套简易之常法、常道，以不变应万变，这就是我多年来所反复研思的"伤寒温病手足六经辨证体系"。此易学所谓变易、简易、不易之实际运用，此吾积四十余年之医学经验结晶与医学经典理论之融合。初学读之庶几能见病知源，是大医者也可互相印证或斧正焉！

三、伤寒温病手足六经辨证体系图及《汤液经法》图解

1. 伤寒温病手足六经辨证体系图总括

"善诊者，察色按脉，先别阴阳。"（《素问·阴阳应象大论》）

阴盛伤阳为伤寒，阳盛伤阴为温病；恶寒为伤寒，恶热为温病；脉

浮紧为伤寒，洪数为温病；不渴为伤寒，烦渴为温病。

何谓伤寒？伤寒就是人体受到寒气的侵凌，其温暖内环境遭到破坏，而出现恶寒的情况，这是正顺的反应。这时由于人体的应激反应，便出现发热的保护机制，由恶寒到发热，即由应激到变态，这就需要一个时间过程，所以说伤寒多变证，这就是由多变的环境与体质的强弱所决定的。至于真理只有一个：伤寒宜温养阳气及发汗利小便。

所谓温病者，就是人体温暖的内环境，遭受到温邪热气的侵凌，火上加火，即"炎"字，所以西医学常称炎症。热加热是同气相求，有温水煮青蛙之嫌，为量变，热气熏蒸，即耗伤水液，反过来说蒸发就吸热，这又是一个降温过程，这就是温病清滋的道理。所以中医阐发的亦是物理科学与化学之情，其宏观思路是值得西医认真领会的。

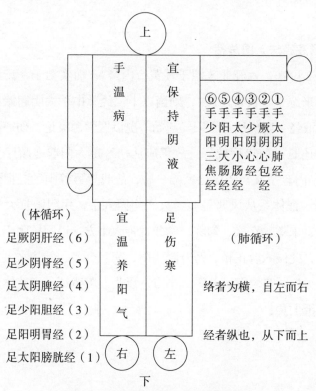

图1　伤寒温病手足六经辨证体系图

伤寒，寒伤阳气，故寒邪首犯足太阳也，足属阴即阴太阳也。邪从阴而入阳，故伤寒变证多矣！考太阳病有一表二里三门之治也，一表者从汗解也，二里者泻下之法也，三门者太阳汗门，阳明下门，少阴关门，即肾司二便。和解及半表半里之治，又仲景所创也。实际上太阳病中风、伤寒、温病三证和痉湿暍三病中，已涵盖了风寒火、燥湿暑六气在内。是知气者一也，而有阴阳之分而已，寒温二气乃致病之纲也。风暑燥湿四气又其次也。

温病，热伤阴分，故热邪首犯手太阴肺，手属阳，即阳太阴也。逆传手厥阴心包，而有厥、痉之证，不愈则犯手少阴，心不能受邪，故死。病轻则犯手太阳，而有小肠热、营血伤之病，不愈则伤手阳明燥金，宜用清润以滋之，若邪轻正复，则入手少阳，当用和解清宣以枢转矣！和之一法义深矣！

2.《汤液经法》图总括

由图2可知，六经非来源于《黄帝内经》，而实源于《汤液经法》。设六经如来源于《黄帝内经》，则当以十二经脉中手太阴起始；如确是源于《汤液经》则仍从足太阳经起始。况以医学源流论，伤寒在前，温病在后，还是承前启后较好，故仍应从伤寒足太阳起之顺序为宜。若《伤寒论》内容条文与顺序已家喻户晓，故我想另辟幽径。把伤寒温病手足六经辨证体系从风寒暑湿燥火之病因入手，用阴阳旦大小方和青龙、白虎、朱雀、玄武、勾陈、腾蛇六神大小方，以阐扬阴阳八卦五行六合妙义，此诚六合正精，乃升降阴阳、交互金木、既济水火之方，则纲举目张矣！并参取五脏补泻大小方，以为五脏辨证，则整体观大辨证体系跃然纸上矣！

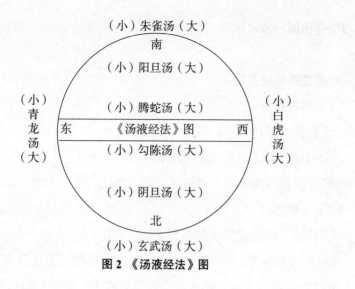

图2 《汤液经法》图

第二节　伤寒六经辨证

一、辨足太阳病脉证并治

义按（作者陈敦义的说明或见解，全稿同）：加一"足"字，泾渭分明，是非剖断，寒热彰显，百世疑团，顿时冰释。

提纲："太阳之为病，脉浮，头项强痛而恶寒。"（1）（注：中文大写数字属《金匮要略》条文，小写阿拉伯数字为《伤寒论》条文。）

病因：六淫风寒暑湿燥火。

病机：暑、湿、燥致痉、湿、暍三病相。

　　　风、寒、火致中风、伤寒、温病三证象。

《伤寒论》云："伤寒所致太阳病痉、湿、暍，此三种宜应别论。以为与伤寒相似，故此见之。"

1. 论痉病脉证并治

（1）病因病机

"太阳病，发汗太多，因致痉。"（四）

"夫风病，下之则痉，复发汗必拘急。"（五）

"疮家，虽身疼痛，不可发汗，汗出则痉。"（六）

（2）主要脉证

"夫痉脉，按之紧如弦，直上下行。"（九）

"病者身热足寒，颈项强急，恶寒，时头热，面赤目赤，独头动摇，卒口噤，背反张者，痉病也。若发其汗者，寒湿相得，其表益虚，即恶寒甚，发其汗已，其脉如蛇。"（七）

（3）刚痉与柔痉的区别

"太阳病，发热无汗，反恶寒者，名曰刚痉。"（一）

"太阳病，发热汗出，而不恶寒，名曰柔痉。"（二）

义按： 以此鉴别诊断，泾渭分明矣！

（4）证治：欲作刚痉

① "太阳病，其证备，身体强，几几然，脉反沉迟，此为痉。栝楼桂枝汤主之。"（十一）

② "太阳病，无汗而小便反少，气上冲胸。口噤不得语，欲作刚痉，葛根汤主之。"（十二）

③ 里实痉病："痉为病，胸满口噤，卧不着席，脚挛急，必齘齿，可与大承气汤。"（十三）

（5）预后

"太阳病，发热，脉沉而细者，名曰痉，为难治。"（三）

"痉病有灸疮，难治。"（十）

"暴腹胀大者，为欲解。脉如故，反伏弦者痉。"（八）

2. 论湿病脉证并治

（1）临床表现

"湿家之为病，一身尽疼，发热，身色如熏黄也。"（十五）

（2）治法（发汗、利小便和温阳化湿）

"风湿相搏，一身尽疼痛，法当汗出而解，值天阴雨不止，医云此可发汗，汗之，病不愈者，何也？盖发其汗，汗大出者，但风气去，湿气在，是故不愈也。若治风湿者，发其汗，但微微似欲出汗者，风湿俱去也。"（十八）

"太阳病，关节疼痛而烦，脉沉而细者，此名湿痹，湿痹之候，小便不利，大便反快，但当利其小便。"（十四）

（3）证治

①头中寒湿："湿家病，身疼发热，面黄而喘，头痛，鼻塞而烦，其脉大，自能饮食，腹中和无病，病在头中寒湿，故鼻塞，内药鼻中则愈。"（十九）

②寒湿在表："湿家身烦疼，可与麻黄加术汤，发其汗为宜，慎不可以火攻之。"（二十）

③风湿在表："病者一身尽疼，发热，日晡所剧者，名风湿，此病伤于汗出当风，或久伤取冷所致也。可与麻黄杏仁薏苡甘草汤。"（二十一）

④风湿兼气虚："风湿，脉浮，身重，汗出恶风者，防己黄芪汤主之。"（二十二）

⑤风湿表阳虚："伤寒八九日，风湿相搏，身体疼烦，不能自转侧，不呕，不渴，脉浮虚而涩者，桂枝附子汤主之；若大便坚，小便自利者，去桂加白术汤主之。"（二十三）

⑥风湿表里阳虚："风湿相搏，骨节疼烦，掣痛不得屈伸，近之则痛剧，汗出短气，小便不利，恶风不欲去衣，或身微肿者，甘草附子汤主之。"（二十四）

3. 论暍病脉证并治

"太阳中暍，发热恶寒，身重而疼痛，其脉弦细芤迟，小便已，洒洒然毛耸，手足逆冷，小有劳，身则热，口开前板齿燥。若发其汗，则恶寒甚；加温针，则发热甚；数下之，则淋甚。"（二十五）

义按： 暑热伤元气，或伤气阴，或耗津，故宜根据证情特点与变化及脉象以分辨，一般以清暑益气二法，暑伤津液阴气者以王孟英清暑益气汤，暑伤阳气以李东垣益气清暑祛湿法对症下药，自有奇效。

①伤暑热盛："太阳中热者，暍是也，汗出恶寒，身热而渴，白虎加人参汤主之。"（二十六）

②伤暑湿盛："太阳中暍，身热疼重，而脉微弱，此以夏月伤冷水，水行皮中所致也，一物瓜蒂汤主之。"（二十七）

4. 论太阳病中风、伤寒、温病三证象

（1）中风

"太阳病，发热汗出恶风，脉缓者，名为中风。"（2）注：此号码者为成都医学院七四年版《伤寒论》，下同。

"太阳中风，阳浮而阴弱，阳浮者热自发，阴弱者汗自出。啬啬恶寒，淅淅恶风，翕翕发热，鼻鸣干呕者，桂枝汤主之。"（12）

"太阴病，脉浮者，可发汗，宜桂枝汤。"（276）

"太阳病，发热汗出者，此为荣弱卫强，故使汗出，欲救邪风者，宜桂枝汤。"（95）

诗曰： 　　　　　　风吹卫门开，恶风汗自来。

　　　　　　　　　　桂芍甘姜枣，脉缓热粥裁。

（2）伤寒

"太阳病，或已发热，或未发热，必恶寒，体痛，呕逆，脉阴阳俱紧者，名为伤寒。"（3）

"太阳病，头痛发热，身疼腰痛，骨节疼痛，恶风，无汗而喘者，麻黄汤主之。"（35）

诗曰：　　　　　　伤寒无汗来，脉紧门不开。

　　　　　　　　　恶寒身疼痛，麻桂杏甘裁。

（3）温病

"太阳病，发热而渴，不恶寒者为温病。"（6）

"若发汗已，身灼热者，名风温。风温为病，脉阴阳俱浮，自汗出，身重，多眠睡，鼻息必鼾，语言难出。若被下者，小便不利，直视失溲；若被火者，微发黄色，剧则如惊痫，时瘛疭；若火熏之，一逆尚引日，再逆促命期。"（6）

诗曰：　　　　　　温为阳邪伤阴津，发热而渴水宜亲。

　　　　　　　　　黄芩栀豉清经热，白虎承气仔细斟。

5. 太阳中风兼证——桂枝汤加减法

"太阳病，头痛发热，汗出恶风者，桂枝汤主之。"（13）

桂枝、芍药、生姜各三两，甘草二两，大枣十二枚，上以水七升煮取三升，服一升，须臾啜热粥，以助药力，得汗出解，不愈可尽剂。

方解： 考桂枝汤中桂枝芍药二味神仙配也。《神农本草经》云："菌桂，味辛温，主百病，养精神，和颜色，为诸药先聘通使。"牡桂即桂枝也，属阳，"主上气咳逆，结气"。其性味"辛温"者，温阳解肌也，"先聘通使"者，最先达表也，其"主百病，养精神"者，和荣血以养阳气，鼓动动脉血之搏出也。至芍药者云："味苦平，主邪气腹痛，除血痹，破坚积、寒热、疝瘕；止痛、利小便、益气。"其促进静脉血回流，改善静脉淤血，使血流畅通，止腹痛，除血痹、寒热、疝瘕，实乃"通而不痛"之实例。考小阳旦汤中桂草合用辛甘发散为阳，小阴旦汤中芍药黄芩合用酸苦涌泄为阴；如桂枝汤中桂枝芍药合用，一动一静，一发一收，君明臣正，彰显一阴一阳之谓道之义也。故可泛用无穷也。再以甘草和诸药，姜枣调荣卫，气血营卫和矣！总括桂枝汤有三功：一解肌表，二调气血，三和肠胃，所以《神农本草经》云：主百病、寒热并非虚言。桂枝汤为《伤寒论》第一方确是名实俱归。

义按：考桂枝汤加减法，如物理化学之大熔炉，变化无极。其有减味法，有加味法，有加而加，有减而加，下面将一一详述。

减味法：有桂枝减芍药法，桂枝减桂枝法。

加味法：有桂枝汤加桂法，有桂枝加附子汤、桂枝加葛根汤、桂枝加麻葛即葛根汤，有桂枝加黄芪汤、桂枝加人参芍药生姜新加汤、桂枝加龙骨牡蛎汤、桂枝加芍药汤、桂枝加大黄汤。

加味并合法：有桂枝加麻黄汤之桂麻各半汤、桂枝二麻黄一汤，还有桂枝二越婢一汤，有桂枝加芍药饴糖之小建中汤和再加黄芪之黄芪建中汤，有柴胡桂枝汤。

减再加法：有桂枝减姜枣加归、辛、通草之当归四逆汤和当归四逆加吴茱萸生姜汤法。有去芍加附子法、去芍加味法（即桂甘姜枣加麻杏膏）之大青龙汤，有桂甘姜枣加麻附辛汤、桂甘姜枣加小承气法之厚朴七物汤，有桂甘姜枣加蜀漆龙骨牡蛎汤，有桂甘姜枣加参麦生地阿胶麻仁之炙甘草汤。其都有一定的章法可循可师。

再简化之，桂枝甘草汤治"发汗过多，其人叉手自冒心，心下悸"，其加附子姜枣名桂枝附子汤，加附子白术名甘草附子汤，加茯苓大枣名茯苓甘草汤，加茯苓白术名苓桂术甘汤，加参术干姜名桂枝人参汤，加龙牡名桂枝甘草龙骨牡蛎汤，加桃仁、硝、黄名桃核承气汤，加半夏名半夏散及汤。考其所以加、为什么减，得其真诠矣！最后体悟芍药甘草汤，明阴阳配合之义矣！

检索仲景《伤寒论》中，以桂枝汤加减立法最多，总括之：桂枝加桂者温阳解表也，活跃动脉血也，加附者回阳救逆也，加参者培元也，加芪者升阳也，加芍药饴糖者建中补脾也，加芍者止痛也，促使静脉血之回流，加龙骨牡蛎者宁神定惊也，桂枝加杏仁厚朴者下气止喘也。再考去芍者，去其阴柔也。

6. 太阳病伤寒兼证——麻黄汤加减法

"太阳病，脉浮紧，无汗发热，身疼痛，八九日不解，表证仍在，

此当发其汗……麻黄汤主之。"（46）

"脉浮者，病在表，可发汗，宜麻黄汤。"（51）

麻黄三两　桂枝二两　甘草一两　杏仁七十个

以水九升，先煮麻黄，减二升，内诸药，煮取二升半，温服八合，覆取微似汗。

方解： 麻黄行水发汗，桂枝温阳解肌，杏仁利肺气止咳，甘草协和诸药。合之以发汗宣肺解表。

兼证如下：

①兼温："发汗后，不可更行桂枝汤，汗出而喘，无大热者，可与麻黄杏仁甘草石膏汤。"（63）

②兼风湿者：麻黄杏仁薏苡甘草汤主之。

③兼寒湿者：麻黄加术汤主之。

④瘀热身黄：麻黄连翘赤小豆汤主之。

义按： 上五方皆以麻杏甘三拗为主药。加桂枝则为发汗的麻黄汤，加石膏为治温宣肺之方，加薏苡为治风湿之方，加白术为麻黄加术汤，乃治寒湿之方。加连翘、赤小豆、姜、枣等药为清瘀热之方，一味之差而治效大异，此经方之妙也。

"伤寒表不解，心下有水气，干呕，发热而咳，或渴，或利，或噎，或小便不利，少腹满，或喘者，小青龙汤主之。"（40）

麻黄三两　芍药三两　干姜三两　五味子半升　炙甘草三两　桂枝三两　半夏半升　细辛三两

以上八味，以水一斗，先煮麻黄，减二升，去上沫，内诸药，煮取三升，去滓，温服一升。

诗曰：　　　东方吹来温润风，湿冷散尽现晴空。

麻桂芍草表寒散，化饮姜细味夏功。

汤液青龙有大小，大龙仲景小青龙。

7. 太阳病病温兼证

义按：太阳为寒水之经，病于热，多为传变而成，故多为夹杂变证。

"太阳病，桂枝证，医反下之，利遂不止，脉促者，表未解也，喘而汗出者，葛根黄芩黄连汤主之。"（34）

"太阳与少阳合病，自下利者，与黄芩汤；若呕者，黄芩加半夏生姜汤主之。"（172）

"伤寒胸中有热，胃中有邪气，腹中痛欲呕吐者，黄连汤主之。"（173）

"心下痞，按之濡，其脉关上浮者，大黄黄连泻心汤主之。"（154）

"发汗吐下后，虚烦不得眠，若剧者，必反复颠倒，心中懊恼，栀子豉汤主之。"（76）

"伤寒脉浮滑，此表有热里有寒，白虎汤主之。"（176）

义按：上寒字有错，应为火字之误。

"若胃气不和谵语者，少与调胃承气汤。"（29）

义按：此上面太阳经温病方药也，若陷胸汤、十枣汤、大柴胡汤皆治温之法也，若肠胃为手足阳明，更属病温，举方有猪苓汤，栀子柏皮汤，茵陈蒿汤，麻子仁丸，诸承气汤，厥阴有白头翁汤，皆治温之良法也。

8. 辨伤寒三阳病外感表证层次并治

太阳中风，汗出恶风，脉浮缓之桂枝汤证。

太阳伤寒，无汗恶寒，脉浮紧之麻黄汤证。

太阳温病，发热而渴，不恶寒之麻杏甘石汤证。

太阳风寒，时寒时热，或汗而脉浮，麻黄桂枝各半汤证。风多寒少，桂枝二麻黄一汤主之。

太阳风温，风多热少之桂枝二越婢一汤证。

太阳风温，外寒里热而烦躁之大青龙汤证。

太阳风温,表寒内热,有水气之越婢汤证。

太阳阳明合病者,必自下利之葛根汤证。

太少合病,寒热往来、脉弦缓之柴胡桂枝汤证。

太阳风湿表阳虚,风湿相搏之桂枝附子汤证。

太阳风湿里阳虚,骨节疼痛之甘草附子汤证。

三阳合病,脉浮大,上关上,但欲眠睡,目合则汗。

义按:此与少阴病相异在脉浮大,属表阳虚湿证。

另列三阴证表寒证和里寒证于下以资鉴别。

"少阴病,始得之,反发热,脉沉者,麻黄细辛附子汤主之。"
(301)

"少阴病,得之二三日,麻黄附子甘草汤,微发汗,以二三日无里证,故微发汗也。"(302)

"自利不渴者属太阴,以其脏有寒故也,当温之,宜服四逆辈。"
(277)

义按:上述三阳病表证层次交错,层层分明,历历在目,默默在心,风、寒、温三纲鼎立,我中有你,你中有我。交错比较自能鉴别。知病有夹杂、并、合,当于纷纭复杂之中卓立明察。

古人云:"不明十二经脉,开口动手便错。"现以十二经脉循行起止和是所主病歌诀列下以供参考应用,歌诀于下。

十二经脉循行起止及经络方寸歌

手太阴肺经循行歌

手太阴肺中焦起,下络大肠胃口行。

上膈属肺从肺系,横从腋下臑内萦。

前于心与心包络,下肘循臂骨上廉。

遂入寸口上鱼际,大指内侧爪甲根。

支络还从腕后出,接次指交阳明经。

此经多气而少血,是动则病喘满咳。

肺所主病咳上气，喘渴烦心胸满结。

臑臂之内前廉痛，为厥或为掌中热。

肩背痛是气有余，小便数欠或汗出。

气虚亦痛溺色变，少气不足以报息。

手太阴肺经穴分寸歌

一手太阴是肺经，一十一穴须记清。

手之三阴胸走手，肺下寸口拇侧停。

中府乳上数三肋，云门进一锁骨邻。

距中六寸取穴是，天府腋下三寸匀。

侠白顺行再一寸，尺泽肘中横纹寻。

孔最腕上定七寸，列缺交叉食指循。

经渠寸口动脉是，鱼际腕下节前行。

少商穴在大指侧，去爪甲角韭叶明。

为省笔墨，不浪费读者时间，不再抄录，以示简要，请读者自查自作自背，以次入于大辨证体系中。

9. 辨足太阳病膀胱蓄水蓄血

"太阳病，发汗后，大汗出，胃中干，烦躁不得眠，欲得饮水者，少少与饮之，令胃气和则愈。若脉浮，小便不利，微热消渴者，五苓散主之。"（71）

"太阳病不解，热结膀胱，其人如狂，血自下，下者愈。其外不解者，尚未可攻，当先解其外；外解已，但少腹急结者，乃可攻之，宜桃核承气汤。"（106）

"太阳病，六七日，表证仍在，脉微而沉，反不结胸，其人发狂者，以热在下焦，少腹当硬满，小便自利者，下血乃愈。所以然者，以太阳随经，瘀热在里故也。抵当汤主之。"（124）

义按： 71条言脉浮，小便不利，微热消渴者为蓄水。下两条以脉微而沉，无外证，少腹急结硬满，其人如狂者为蓄血。

10. 辨膀胱病脉证

足太阳膀胱病腑热，小便热痛，脉弦数，烦躁热渴，五淋八正散主之。

足太阳病膀胱腑热，湿热蕴结，尿频尿急，或腰痛，或少腹急痛，或尿血，此为尿石症，三金八正散主之。

足太阳病，膀胱湿热，尿频尿急，小便有脓性分泌物，脉弦数，或口苦目红，或烦渴者，此为热淋，龙胆泻肝汤主之，或加金银花、土茯苓、滑石、公英辈，随证出入。

足太阳病，子宫附件炎，少腹痛，瘀阻，或子宫囊肿，或子宫外孕，桂枝茯苓丸主之。

足太阳病，前列腺炎或肥大，尿频尿急，夜尿多，脉沉弦涩，五淋散合萆薢分清饮主之。

11. 论十二经脉病解时

"太阳病，欲解时，从巳至未上。"（9）

张仲景在《伤寒论》中详述了六经病解时，这就涉及时间医学的问题，即天时与疾病关系的问题。因为说到干支纪年，这也就涉及传统哲学阴阳五行的问题，如五运六气和占星术等问题。

《伤寒论》开章明义就说到太阳病的问题，何谓太阳，太者大也，阳者，光明是其德行，温暖是其功用。何谓病？就是太阳的光辉和功用遭阻碍。太阳病解时在巳午未三时。巳午未时相在日为中午，在年为夏天，其气最温暖，就说明太阳当时值旺，丽阳当空，能去暗湿和阴寒。如太阳病就是说太阳受到阴气寒水之侵凌，寒水者在干支五行中属亥子丑三时。至有病解时就有病发时，病发时就是巳午未之对立面即亥子丑，亥子丑乃三阴经交汇之时，寒水阴气伤了肌体就为伤寒病。伤寒逢烈日当空，阴霾顿失，所以说巳午未为太阳病欲解时。如其余阳明、少阳、太阴、少阴、厥阴病解时义之大用就仿此。但明此既要有深厚的哲学基础，又要有整体观辨证能力。如读"经"就要知"纬"。说到寅卯辰春木就要知道其对立面就是申酉戌秋金。知亥子丑为冬水就要知道巳午未为夏火。另者还要知道阴阳之离合，知道辰戌丑未为四傍之土，明白阴阳四时就能懂得天地气宜。"谨候其时，气可与期"就能"审察病机，无失气宜"。如此而已。

另者读干支纪年，还必须和《易经》十二消息卦相联系起来，然后才能知道阴阳消长、寒热进退之机。配合为寅泰、卯壮、辰夬为春；巳乾、午姤、未遁为夏；申否、酉观、戌剥为秋；亥坤、子复、丑临为冬。四时运转而病变生焉！夫冬至一阳生而子复；夏至一阴生而姤至，泰卦三阳起泰而一月增一阳，七月为否而月增一阴。故医者之心必因时而达变。乾巳月序为四月，六爻皆阳，呈火长夏天；坤亥月序为十月，六爻皆阴，是水旺冬月。四时更代，阴阳变易，明者"应无所住而生其心"。

再者从仲师"欲解时"中，我们亦可看出其中的特点，即三阳经太阳、阳明、少阳各占三时，而三阴经只占一时，而另二时只是共有。从中我们就不难看出《易经》与《黄帝内经》都贯穿一个阳道为尊的道理，如阳主动，阴主静，故三阳病多变化，而三阴病多守静，但阴经病机多相同，以阴生寒，故三阴病不论太阴、少阴、厥阴，多可用四逆、真武汤，此又习医者不可不知也。

总括上述，从中我们就可知道太阳的本义、经义、时义、地义以及五行义。太阳经天，红日高悬，当时值旺，带给万物以光和热，这就是太阳总义。太阳于时为夏天，于地为南方，于五行属火，赋以干支为巳午未三方合时。在五行义上生火者春木，泄火气者秋金，克火者冬水也。在干支生克上叫作亥子丑克巳午未，太阳火被寒水所克伤，所以书云：太阳为寒水之经。就是寒水运气经过，侵凌了太阳，故称太阳病。这就是太阳病的实质。说与诸君共研讨。

二、辨足阳明病脉证并治

提纲："阳明之为病，胃家实是也。"（180）

"问曰：阳明病，外证云何？答曰：身热，汗自出，不恶寒，反恶热也。"（182）

"问曰：病有太阳阳明，正阳阳明，少阳阳明，何谓也？答曰：太阳阳明者，脾约是也；正阳阳明者，胃家实是也；少阳阳明者，发汗利小便已，胃中燥烦实，大便难是也。"（179）

"问曰：何缘得阳明病？答曰：太阳病若发汗，若下，若利小便，此亡津液，胃中干燥，因转属阳明。不更衣，内实，大便难者，此名阳明也。"（181）

义按：阳明者，西方燥金也，水往下流，阳明在天主燥，太阴在地主湿，去过西藏高原之人都知道燥裂之厉害，高则生燥，非独高处不胜寒也。六经辨证中，开、阖、枢也是很重要的一环。所谓太阳主开，阳明主阖，少阳为枢。现代科学昌明，对于开关，老少皆晓，开则电通，关则电断；开则阳气生，合则阳气闭。古人云：不明十二经络，开口动手便错。足太阳经脉在背，经络线最长，穴位最多，背属阳，阳气主升。阳明行身之前，腹属阴，主降。一般来说，户枢在胁侧，主门户之开阖。书云：一阳为少阳，二阳为阳明，三阳为太阳。一阳者阳之少，二阳者合而明，三阳者能量大。太阳为寒水之经，身体受寒，机体就反射和自动开启阳门，阳旺自能托邪外出。至所谓阳明者，二阳合明，非是1+1=2之意，而是与阳气的闭合有关，如少阳为枢，枢转者也。我见有一西医学中医者颇具横窍，在桌上压板玻璃写下教其女之条文，言感冒者当以小柴胡汤加减便可，并列有公式。其以为权在枢则一转而百转。但其不知枢有阳枢、阴枢，阳枢固宜小柴胡汤，但阴枢则宜四逆散加减。世上无一劳永逸之事，须知参甘姜枣为补方根，如芍药乃敛阴之品，枳实乃行气破结之物，医者岂可不辨证论治，三阳邪热并非个个可用柴葛解肌汤而愈。

"阳明病，若能食，名中风；不能食，名中寒。"（190）

"阳明病，脉迟，虽汗出，不恶寒者，其身必重，短气，腹满而喘，有潮热者，此外欲解，可攻里也。手足濈然汗出者，此大便已硬也，大承气汤主之。若汗多微发热恶寒者，外未解也，其热不潮，未可与承气汤。若腹大满不通者，可与小承气汤，微和胃气，勿令至大泄下。"（208）

"阳明病，谵语，有潮热反不能食者，胃中必有燥屎五六枚也，若能食者，但硬耳，宜大承气汤下之。"（215）

"伤寒六七日，目中不了了，睛不和，无表里证，大便难，身微热者，此为实也，急下之，宜大承气汤。"（252）

"阳明病，发热汗多者，急下之，宜大承气汤。"（253）

"发汗不解，腹满痛者，急下之，宜大承气汤。"（254）

义按：邪在阳明，合而不开，邪无出路，唯下之耳。是故阳明病篇用大承气条文有十六七条，有"急下之"三条，可见下之刻不容缓。现择其证之要点集合于下：表证罢，汗出便硬，腹满痛，有燥屎者，本有宿食而不能食，谵语有潮热者，皆宜承气汤以下之，以四字概括之，为满、痛、燥、实。医者宜神而明之，或大或小，有一二要症即可，不必全备，加减消息之即可。若痉病，狂证，一切急腹症，承气类多有奇功。瘀血蓄血，皆下之所宜。

1. 大承气汤

大黄四两　厚朴半斤　枳实五枚　芒硝三合

以水一斗，煮枳朴取五升，去滓，内大黄，煮取二升，去滓，内芒硝微火煮沸，分温再服，得下，余勿服。

方解：本方能承顺胃气下行，使闭畅便通，故名承气。方以枳实散结除满，厚朴苦温通气，芒硝咸寒软坚，大黄苦寒通便，故能清热泻下去积。

加减法：小承气汤即大承气汤减芒硝，调胃承气汤即大承气汤减枳朴加甘草。《汤液经》小腾蛇汤即大承气汤以甘草易大黄，大腾蛇汤即大承气汤加甘草、葶苈子、生姜。

诗曰：　　大承气汤泻阳明，枳朴硝黄四味精。

痞痛燥实表证罢，大小腾蛇胃腑清。

义按：此正阳阳明之治也，若太阳阳明脾约证之麻子仁丸法，少阳阳明之蜜煎导法皆对证之妙药也。

"阳明证，其人喜忘者，必有蓄血，所以然者，本有久瘀血，故令喜忘。屎虽硬，大便反易，其色必黑者，宜抵当汤下之。"（237）

"阳明病，发热汗出者，此为热越，不能发黄也，但头汗出，身无汗，剂颈而还，小便不利，渴引水浆者，此为瘀热在里，身必发黄，茵陈蒿汤主之。"（236）

"伤寒七八日，身黄如橘子色，小便不利，腹微满者，茵陈蒿汤主之。"（260）

"伤寒瘀热在里，身必发黄，麻黄连翘赤小豆汤主之。"（262）

"伤寒身黄发热者，栀子柏皮汤主之。"（261）

义按：瘀热在里发黄者，病系阳明经腑。此现代医学所谓肝炎者。余临床经验以为有太阳阳明并病之麻黄连翘赤小豆汤证；有正阳阳明合病发黄之茵陈蒿汤证；有少阳阳明之栀子柏皮汤合小柴胡汤证；有阳明太阴合病发黄之栀子干姜汤证。治当先表后里，自有奇效，若病久，当借用小柴胡以枢转之矣！况小柴胡能治一身面目悉黄。若病后期，当加参芪以补脾益气。

"伤寒无大热，口燥渴，心烦，背微恶寒者，白虎加人参汤主之。"（169）

"三阳合病，腹满身重，难以转侧，口不仁，面垢，谵语，遗尿，发汗则谵语，下之则额上生汗，手足逆冷。若自汗出者，白虎汤主之。"（219）

石膏一斤　知母六两　甘草二两　粳米六合

上四味，以水一斗，煮米熟汤成，去滓，温服一升，日三服。加人参三两,为白虎加人参汤。

诗曰:　　　　白虎秋风肃降功,西方吹来凉燥风。

石膏知母甘粳米,烦热汗渴四症空。

"下后不可更行桂枝汤,若汗出而喘,无大热者,可与麻黄杏仁甘草石膏汤。"(162)

"太阳与少阳合病,自下利者,与黄芩汤;若呕者,黄芩加半夏生姜汤主之。"(172)

"伤寒大下后,复发汗,心下痞,恶寒者表未解也,不可攻痞,当先解表,表解乃可攻痞。解表宜桂枝汤,攻里宜大黄黄连泻心汤。"(164)

"伤寒发热,汗出不解,心中痞硬,呕吐而下利者,大柴胡汤主之。"(165)

"阳明病下之,其外有热,手足温,不结胸,心中懊憹,饥不能食,但头汗出者,栀子豉汤主之。"(228)

义按: 上述七条专治阳明经热也,亦实是仲景治温病之方。《汤液经》二旦六神大小方中之白虎乃西方之神也。其专主肃降,时值金秋当令,暑湿失时退位,凉燥逢时、秋风一动,炎暑潜消,此白虎之功也。麻杏甘石治肺热之能也。若大黄黄连之清心火,栀子豉汤治胸中郁火,黄芩汤治肺肠之火,疗效皆千古流芳。至若大柴胡汤,治少阳阳明并病也。

2. 辨胃病证治

足阳明胃病,阴虚呕逆,口干舌燥,脉虚微数,麦门冬汤主之。

胃阳虚,气虚胃弱,腹中痛,小建中汤主之,久痛体虚汗多,黄芪建中汤主之,面黄舌白头晕,再加人参之大阳旦汤主之。

胃病虚寒,腹中冷痛,舌白脉迟,小勾陈汤主之,理中汤并主之。

阳明胃痛,头痛,吐涎沫,食谷欲呕者,属阳明也,吴茱萸汤主之。

足阳明胃病，上腹热痛，苔黄脉数大，心下痞，便硬，大黄黄连泻心汤主之。若痛厥，冷汗，腹中急痛，附子泻心汤主之。

足太阴、阳明合病，胃痛绵绵喜按，脉虚舌白，呕逆腹胀，心下有水气，香砂六君子汤主之。

足阳明经疫热，高热烦渴，头痛欲破，舌红苔黄，斑疹连片，热毒壅盛，清瘟败毒饮主之。

足阳明病胃溃疡，胃脘痛，烧心，吐酸，热则肉腐，瘀阻则痛，久痛则入络，病久则体虚，俗云：通则不痛，理脾泻心破瘀汤主之。方用小泻心汤以通下，田七破瘀，贼骨制酸，参甘姜枣以补脾，黄芪治久败疮。加减法，寒痛加附子、砂仁以温通。大实痛者加枳实、芍药。

义按：足阳明胃病，胃者消化之器，故称胃者累也（繁体写作"纍"），冲繁要道，故病而易发，发而难愈。古人云：腑宜通，即是补。故《汤液经》之腾蛇大小二法通下泄积，推陈出新。且夫胃者土也，厚德载物，以中和为主，燥、湿皆不宜也。小勾陈汤者，参甘姜枣以干姜易生姜也，故诸泻心汤、小柴胡汤、旋覆代赭汤等皆以参甘姜枣益气补脾为主，而半夏化痰蠲饮，黄连清热燥湿，此苦味以健胃也。合之则调阴阳，和寒热，清上宣下，补虚泻实，开和解之大法。至腾蛇承气诸法，通因通用也。小腾蛇《汤液经》方也，即大承气汤以甘草易大黄也。大腾蛇汤，则以大承气汤再加葶苈子甘草生姜也。因悟胃病久治不愈者，皆医者过于拘谨，不敢用通下破瘀之药。故治胃之法，首宜通，二宜破，三宜和，综合以治之，自能药到病除。

"阳明病，欲解时，从申至戌上。"（193）

义按：阳明经气旺于申酉戌三时。亦日晡前后，有欲解时，就有欲发时，申酉戌之对宫是寅卯辰。或云木难以克金。解之曰，旺木逢时就能侮金，且夫五行之理，木旺而火相，自能制克弱金，故阳明病多发于白天中午时候。

三、辨足少阳病脉证并治

提纲:"少阳之为病,口苦,咽干,目眩。"(263)

1. 和解少阳法

"伤寒脉弦细,头痛发热者,属少阳。少阳不可发汗,发汗则谵语,此属胃,胃和则愈。胃不和,烦而悸。"(265)

"本太阳病,不解,转入少阳者,胁下硬满,干呕不能食,往来寒热,尚未吐下,脉沉紧者,与小柴胡汤。"(266)

"若已吐、下、发汗、温针,谵语,柴胡汤证罢,此为坏病。知犯何逆,以法治之。"(267)

"伤寒五六日,中风,往来寒热,胸胁苦满,默默不欲饮食,心烦喜呕。或胸中烦而不呕,或渴,或腹中痛,或胁下痞硬,或心下悸,小便不利,或不渴,身有微热,或咳者,小柴胡汤主之。"(96)

柴胡半斤 黄芩三两 人参三两 半夏半升 甘草 生姜各三两 大枣十二枚

上七味,以水一斗二升,煮取六升,去滓,再煎取三升,温服一升,日三服。

方歌: 　　小柴胡汤柴半斤,参芩甘姜三两均。

　　　　　　半夏半升枣十二,少阳百病和为箴。

加减法:若胸中烦而不呕者,去半夏人参,加栝楼实一枚。

若渴者,去半夏,加人参合前成四两半,栝楼根四两。

若腹中痛者,去黄芩加芍药三两。

若胁下痞硬,去大枣加牡蛎四两。

若心下悸,小便不利者,去黄芩加茯苓四两。

若不渴,外有微热者,去人参加桂枝三两。

若咳者,去人参、大枣、生姜,加五味子半升,干姜二两。

义按: 从小柴胡汤加减法中,我们可知其药性与作用及变化。如胸烦加全瓜蒌；不呕者去半夏；渴者去半夏加人参、天花粉；胁痛加牡蛎；心下悸小便不利，水邪为患加茯苓；不渴外有微热者去参加桂；咳者去参姜枣加五味子干姜。医者宜用心领会，此与后者四逆散之加减大体相同，但后者有腹中痛加炮附子，以其辛温而能温阳止痛也。

查《伤寒论》少阳病篇第9条，一"汤头"名，实际上是有论无方。夫少阳为枢。枢者，枢转频繁交替，何药方少至不可思议者？柴胡为户枢，开阖之机本于此，其加减变化诚万变之源，其半表半里和解之法实仲景之首创，六经之精髓也。

"伤寒五六日，头汗出，微恶寒，手足冷，心下满，口不欲食，大便硬，脉细者，此为阳微结，必有表，复有里也，脉沉亦在里也。汗出为阳微，假令纯阴结，不得复有外证，悉入在里，此为半在里半在外也。脉虽沉紧，不得为少阴病，所以然者，阴不得有汗，今头汗出，故知非少阴也，可与小柴胡汤。设不了了者，得屎而解。"（148）

义按： 半表半里概念及和解之法，乃张仲景之首创。柴胡法和诸泻心法皆和解之法也。和解之法，必四面八方都宜兼顾，使臻协调，考柴胡、泻心两方，寒热补泻并用，此协调阴阳内外上下之妙法也。再考七味药中，参甘姜枣就占四味，甘以补脾，给各方以利益也。利益产生矛盾，欲解决矛盾，首在协调利益，此和解之大义也。柴胡剂和解表里，泻心通宣上下，中病之机矣！考《汤液经》方小勾陈汤药仅参甘姜枣四味，独姜有生与干之分别。大勾陈汤则再加半夏黄连黄芩。此大概为仲景半夏泻心之药，知泻心之法为和法，非独小柴胡汤也。再论病位，柴胡之治在胸胁，痞气之治在心下，如结胸与痞气之别，则在痛与不痛之分。再之前曾论少阳有论无方，我以为大小柴胡，柴胡桂姜汤，四逆散与诸泻心汤皆少阳和解之治也。

"伤寒四五日，身热恶风，颈项强，胁下满，手足温而渴者，小柴胡汤主之。"（99）

"呕而发热者，小柴胡汤主之。"（379）

"伤寒，阳脉涩，阴脉弦，法当腹中急痛，先与小建中汤，不差

者，小柴胡汤主之。"（100）

"妇人中风七八日，续得寒热，发作有时，经水适断者，此为热入血室，其血必结，故使如疟状，发作有时，小柴胡汤主之。"（144）

"伤寒中风，有柴胡证，但见一证便是，不必悉具。"（101）

"少阴病，四逆，其人或咳，或悸，或小便不利，或腹中痛，或泄利下重者，四逆散主之。"（318）

甘草　枳实　柴胡　芍药各十分

捣筛，服方寸匕，日三服。

"太阳病，过经十余日，反二三下之，后四五日，柴胡证仍在者，先与小柴胡汤；呕不止，心下急，郁郁微烦者，为未解也，与大柴胡汤下之则愈。"（103）

"伤寒十三日，不解，胸胁满而呕，日晡所发潮热，已而微利，此本柴胡证，下之以不得利，今反利者，知医以丸药下之，此非其治也。潮热者，实也。先宜服小柴胡汤以解外，后以柴胡加芒硝汤主之。"（104）

义按： 上四方之柴胡证，征阴阳四象也。夫少阳为枢，但枢有阳枢与阴枢之别，启阳枢用小柴胡汤，启阴枢用四逆散。小柴胡汤用参甘姜枣补方根以和中，用芩夏以清热止呕，而四逆散用枳实、芍药以破结敛阴止痛，虽同有柴胡而治效大异也。至柴胡有大小之分，小者和解少阳，大者泻下及乎阳明。另者大柴胡加大黄、芍药者，泻下敛阴止痛也，而柴胡加芒硝者，软坚，治潮热者。

"伤寒六七日，发热微恶寒，支节烦痛，微呕，心下支结，外证未去者，柴胡桂枝汤主之。"（146）

"伤寒五六日，已发汗而复下之，胸胁满微结，小便不利，渴而不呕，但头汗出，往来寒热，心烦者，此为未解也，柴胡桂枝干姜汤主之。"（147）

"伤寒八九日，下之，胸满烦惊，小便不利，谵语，一身尽重，不可转侧者，柴胡加龙骨牡蛎汤主之。"（107）

义按： 上面柴胡三加味方，各有特色。柴胡桂枝汤治太少合病，里虚而表未解也。柴胡桂姜汤主太阳少阳与太阴合病也。柴胡加龙骨牡蛎汤主太少合病及烦惊谵语之情志病也。

"伤寒二三日，心中悸而烦者，小建中汤主之。"（102）

"伤寒发汗，若吐、若下，解后，心下痞硬，噫气不除者，旋覆代赭汤主之。"（161）

义按： 上二方之比较，一为饴甘姜枣之补中，一为参甘姜枣之益中，至桂、芍者和气血也，旋、赭者降逆气也，此又同中之异也。

"伤寒五六日，呕而发热者，柴胡汤证具，而以他药下之，柴胡证仍在者，复与柴胡汤，此虽已下之，不为逆，必蒸蒸而振，却发热汗出而解。若心下满而硬痛者，此为结胸也，大陷胸汤主之。但满而不痛者，此为痞，柴胡不中与之，宜半夏泻心汤。"（149）

"伤寒中风，医反下之，其人下利，日数十行，谷不化，腹中雷鸣，心下痞硬而满，干呕，心烦不得安，医见心下痞，谓病不尽，复下之，其痞益甚，此非结热，但以胃中虚，客气上逆，故使硬也，甘草泻心汤主之。"（158）

"伤寒汗出解之后，胃中不和，心下痞硬，干噫食臭，胁下有水气，腹中雷鸣下利者，生姜泻心汤主之。"（157）

义按： 上述三泻心汤，半夏泻心汤药七味，和中清热，协调上下；甘草泻心汤药六味，无人参，《金匮》有治狐惑之功；至生姜泻心汤则于半夏泻心汤中加生姜以治胃中不和而下利者。另者以药名汤之君药量都比较重，以启先锋模范作用也。

2. 辨胆腑证治

（1）胆腑痰饮证

足少阳经胆腑，中寒生饮证，脉滑，舌白，呕吐痰涎，温胆汤主之，若口苦痰黄，黄连温胆汤主之。

（2）胆腑湿热证

足少阳病，脉弦滑或带数，口苦，舌厚溺赤，发热头痛呕恶者，蒿芩清胆汤主之。

（3）胆热证

足少阳病，发热头痛，脉弦，心口热痛，大便硬，呕逆，大柴胡汤主之。

（4）胆石证

足少阳病，心口时痛时止，脉弦滑，舌红苔黄，发作时呕逆，疼痛不可名状，大柴胡加三金（鸡内金、海金沙、金钱草）、元胡、木香主之。

（5）胆虫证

足少阳病，心口偏右痛，时痛时止，吐蛔，病发六七日。体虚。痛剧生蛔厥，时冷汗，宜乌梅丸主之。

"少阳病，欲解时，从寅至辰上。"（272）

义按： 命理学有云木全寅卯辰方，肝胆自然气盛。少阳病，得寅卯辰值时旺气，故病能解。如有欲解时，就有病易发时，少阳其对宫就是申酉戌三时，故少阳病易发于日晡之时。

四、辨足太阴病脉证并治

提纲："太阴之为病，腹满而吐，食不下，自利益甚，时腹自痛。若下之，必胸下结硬。"（273）

"太阴中风，四肢烦痛，脉阳微阴涩而长者，为欲愈。"（274）

"本太阴病，医反下之，因尔腹满时痛者，属太阴也，桂枝加芍药汤主之。大实痛者，桂枝加大黄汤主之。"（279）

义按： 上面三条，乃说明四肢烦痛，脉浮者，病在表，此太阴太阳并病也，宜先解表，桂枝汤主之。腹满时痛者加芍药，大实痛者加大黄，此太阴阳明并病也，故加大黄、芍药。

"自利不渴者，属太阴，以其脏有寒故也。当温之，宜服四逆辈。"

"大汗，若大下利，而厥冷者，四逆汤主之。"（354）

义按：自利者，土虚故水趋下也，不渴者，水盛病寒也。太阴者，阴中之至阴者，中寒生满病。故脏寒宜温之、灸之。宜服四逆辈。辈者同气相求，级别同也。阴相类也。四逆辈者，干姜附子组方也。故以治厥利为主。

四逆汤

甘草二两，炙　干姜一两半　附子一枚，生用

上三味，以水三升，煮取一升二合，去滓，分温再服。强人可用大附子一枚，干姜三两，实回阳救急之通脉四逆汤也。

方义：此回阳救逆之方。炙甘草补土制水，干姜温中散寒，附子温经回阳，同奏回阳救急之功。

诗曰：　　　　　四逆汤中草附姜，通脉姜附加倍煎。

　　　　　　　　　汤液泻脾方意远，加参扶之可回天。

义按：真武或玄武者，道学用为镇北方之神也，故以附子为主药，余以为用附子大辛大热组方者大约有三：第一即上面姜附组方；第二为附桂组方，第三为附姜加苓术芍组方。附姜组方以治厥利为主，附桂组方以治风湿为主，附姜加苓术芍组方以补土镇肾为主。第一组方计有四逆汤，通脉四逆汤，通脉四逆加人参汤，干姜附子汤，白通汤，白通加尿猪胆汁方。第二组方计有桂枝附子汤，白术附子汤，甘草附子汤，桂枝芍药知母汤等。第三组方计有小玄武汤，真武汤，附子汤等以茯苓术芍附为主药的方剂，小玄武汤加干姜，真武汤加生姜，附子汤加人参。立方用药，曲尽其妙。再者，芍药和附子之配，如芍药附子甘草汤，补虚之剂也。

考《伤寒论》姜附配组方，即四逆汤类方中附子仲景皆列为生用，而附子另与麻黄、桂枝、芍药、大黄配对的都用炮。因思姜附配对，附子非干姜则不燃，干姜非附子之援则火不久。至生者之毒正以强心救逆泻脾家寒也，如炮者之功正以温肾回阳去脾家湿也，生者力雄，平素量

不宜太大，亡阳济急时则视病情而递加，慎戒病重药轻也。

《汤液经》阴阳旦六神方主药皆大将之材也，身为中医，不会用，不敢用桂枝、柴胡、麻黄、石膏、黄连、附子、大黄、干姜则非医之良者也。能熟练运用，大胆组方，则基础厚功力深矣！

脾脏补泻大小方证治（《辅行诀脏腑用药法要》）

小泻脾汤：即仲景通脉四逆汤。

"治脾气实，下利清谷，里寒外热，腹冷，脉微者方。"

大泻脾汤：即在小泻脾方中再加大黄、黄芩、枳实。

"治腹中胀满，干呕不能食，欲利不得，或下利不止者方。"

小补脾汤：即仲景理中汤。

"治饮食不化，时自吐利，吐利已，心中苦饥；或心下痞满，脉微，无力身重，足痿善转筋者方。"

大补脾汤：即理中汤再加麦冬五味子、旋覆花。

"治饮食不消，时自吐利，其人枯瘦如柴，立不可动转，口中苦，干渴，汗出气急，脉微而结者方。"

小勾陈汤：即理中汤白术易大枣，仲景和方主药参甘姜枣，就再以生姜易干姜。

小勾陈汤治脾气不足、完谷不化、下利。"治天行热病，脾气不足，饮食不化，腰痛，下痢方。"

大勾陈汤即仲景半夏泻心汤以生易干姜。

大勾陈主治脾气虚，邪实内陷。"治天行热病，脾气虚，邪热入里，腹中雷鸣切痛，呕吐下利不止者方。"

足太阴病，脾寒，脉沉而虚，舌白，汗出胸痞，寒湿久积成冰，大便干结，千金温脾汤主之。

足太阴病，便后出血，大便如黑泥，脉微肤冷，面白头晕，蒸蒸汗出，此为远血，黄土汤主之。

足太阴脾家寒，厥利，气不下，脉沉微或弦细芤迟，神疲气弱，汗出，四肢冰冷，陶节庵回阳救逆汤主之。

足太阴脾肾阳虚，水冷土冻，或厥或利，神昏气弱，脉沉微弱细，汗出如油，李可破格四逆汤主之。

义按：上四方皆临床常用之大方大药。若温脾汤在温通，黄土汤在止血，其组方多有神奇绝妙处。

至以陶氏、李可二方比较，两方相同的，同有通脉四逆汤加人参麝香以温阳复脉。不同的是节庵加入六君桂五味，集四逆真武于一炉，而李可所加的是山茱萸、磁石与龙牡以固脱救逆，也有新创。至五味与山茱萸同为酸涩固脱之药，而山茱萸量可大，是英雄所见略同，节庵术高在先达，而李可胜在胆识。千古不传之秘在"量"。李可平生用附子已超五吨，证其胆魄胜姜维也。我以为在病危通知书下达之后，在病者或家属同意用药签名之时，在心衰、肾衰、亡阳厥利、动风致痉、脉微或无、气血衰竭、气弱神昏之顷，李可之法确是值得一试。总括中医急救在火，一为热药，一为温灸，其原因为人是温血动物也。故热疗能起死回生。

"太阴病，欲解时，从亥至丑上。"（275）

义按：太阴旺气在亥子丑三时，故为病之欲解时。但明眼人从中也可看出端倪来。即三阳经各主一方三时，如少阳木旺于寅卯辰，太阳火旺于巳午未，阳明金旺于申酉戌。但奇怪的是三阴经只共主一方，即旺于亥子丑。阴水湿土之方，水寒土冻，三阴病只各占一时，如太阴经旺于亥子丑，少阴旺于子丑寅，厥阴旺于丑寅卯，其中亥属至阴只表演一次，而子与寅各表演二次，丑主演三次，此水土合德之谓也。而亥子丑集中于午夜前后，光与热俱微，故曰三阴经亦宜矣！

五、辨足少阴病脉证并治

提纲："少阴之为病，脉微细，但欲寐也。"（281）

义按：天一生水，水气蒸腾弥漫而有水冰之变化。肾者主水，膀胱者，州都之官，津液藏焉！故入则少阴，出则太阳，阳明于中，故书云：伤寒一表二里三门，一表者太阳也，二里者阳明少阴也。盖邪之出路在汗与下，汗与下皆水津之升降也。而足之太阳在发汗与利小便，手之太阳在存津液，养胃阴，此又同中之异也。

再考六经脉证，唯太阳、少阴言脉象，一浮一沉辨表里，一紧缓一微细辨实虚。古人云：微妙在脉，不可不知。凭脉象以辨证，自能察病知源。陈修园云：微茫指下最难知。其实只要明白阴阳水火则脉象可辨，阴阳者，言阳气之多寡，水火者，少阴心肾之盈亏。太阳少阴者，实表里标本与体用也。在外的太阳言水火之用，在内的少阴言阴阳水火之体。在外的太阳变证多多，而在内的少阴，实际上已体用都衰微了。故病至少阴，在脉难免"脉微细"，在神难免"但欲寐也"。简单六字已把少阴病的本质暴露无遗了。所以脉虽言二十八，但只要以浮沉迟数虚实大缓为纲，则纲举目张矣！若雀啄、屋漏、鱼翔、虾游特殊之脉，更易辨矣！

"少阴病，欲吐不吐，心烦，但欲寐，五六日自利而渴者，属少阴也。虚故引水自救，若小便色白者，少阴病形悉具，小便白者，以下焦虚有寒，不能制水，故令色白也。"（282）

"病人脉阴阳俱紧，反汗出者，亡阳也，此属少阴，法当咽痛而复吐利。"（283）

"少阴病，吐利，手足不逆冷，反发热者，不死。脉不至者，灸少阴七壮。"（292）

义按：《伤寒论》少阴病篇第45条中，有可汗、不可汗，有可下、不可下，有自愈、欲愈，有可治、不可治和难治，有五死证，有三急下证，证情复杂凶险，医者宜虚心体察，仔细辨明矣！三阴皆阴，故治有大同，故脉不出者，灸少阴七壮，此火补火也，医者宜体悟仲景妙法。少阴系于水火，而足太阳者，足属阴，寒水之经也，即经受寒水之侵凌也。故仲景首以四逆、通脉，继以真武、附子汤，温阳利水气在前，而培元益气于后也。附子温经散寒，寒化证在太阴病篇已系统谈及，泻下之方在阳明病篇吾也不惜篇幅专门详述。现仅列伤寒少阴兼表证，和黄连阿胶朱雀汤少阴热化证于后，若四逆散。吴茱萸汤及桃花汤等也顺笔带过，举之学者自能全局在胸。

"少阴病，始得之，反发热，脉沉者，麻黄细辛附子汤主之。"（301）

"少阴病，得之二三日，麻黄附子甘草汤，微发汗，以二三日无里证，故微发汗也。"（302）

"少阴病，得之二三日以上，心中烦，不得卧，黄连阿胶汤主之。"（303）

黄连四两　阿胶三两　黄芩二两　芍药二两　鸡子黄二枚

上五味以水六升，先煮三物，取二升，去滓，内胶烊尽，小冷，内鸡子黄，搅令相得，温服七合，日三服。

诗曰：　　　黄连阿胶量四三，二两芩芍血痢康。

　　　　　　　鸡子两个调和服，清心滋阴朱雀汤。

"少阴病，下利，便脓血者，桃花汤主之。"（306）

"少阴病，二三日至四五日，腹痛，小便不利，下利不止，便脓血者，桃花汤主之。"（307）

"少阴病，吐利，手足逆冷，烦躁欲死者，吴茱萸汤主之。"（309）

"少阴病，四逆，其人或咳，或悸，或小便不利，或腹中痛，或泄利下重者，四逆散主之。"（318）

"少阴病，下利，咽痛，胸满，心烦，猪肤汤主之。"（310）

"少阴病，二三日不已，至四五日，腹痛，小便不利，四肢沉重疼痛，自下利者，此为有水气，其人或咳，或小便利，或下利，或呕者，真武汤主之。"（316）

"太阳病发汗，汗出不解，其人仍发热，心下悸，头眩，身𥆧动，振振欲擗地者，真武汤主之。"（82）

真武汤

茯苓　芍药　生姜各三两　白术二两　附子一枚

上五味，以水八升煮取三升，去滓，温服七合，日三服。

方义：本方为温阳化水之剂，用附子辛热温经散寒，白术健脾，茯苓利水，生姜散寒，芍药和血，合之以治阳虚水泛。

诗曰：　　　北方水盛彻骨寒，真武镇之温渗方。

　　　　　　姜附苓术助芍药，姜生易干玄武全。

足少阴病，肾者主水，故《金匮要略》有四水与黄汗之辨。师曰：病有风水、有皮水、有正水、有石水、有黄汗。风水，其脉自浮，外证骨节疼痛，恶风；皮水，其脉亦浮，外证肤肿，按之泛指，不恶风，其腹如鼓，不渴，当发其汗；正水，其脉沉迟，外证自喘；石水其脉自沉，外证腹满不喘；黄汗，其脉沉迟，身发热，胸满，四肢头面肿，久不愈，必致痈脓。

义按：风水、皮水脉浮在表，宜清热行水之越婢加术汤主之。而正水、石水，脉沉在里，宜防己黄芪汤及防己茯苓汤主之。至水之积聚乃责之气化，故书云：大气一转，其气乃散。其脉沉者，轻则以麻黄附子汤，重则以桂甘姜枣麻辛附子汤。而水有五脏之水，各以其合而治之。至饮者阴邪也，水液之久积也，故《金匮要略》有"病痰饮者，当以温药和之"之文。而饮有痰饮、悬饮、溢饮、支饮之别。《金匮要略》云："其人素盛今瘦，水走肠间，沥沥有声，谓之痰饮；饮后水流在胁下，咳唾引痛，谓之悬饮；饮水流行，归于四肢，当汗出而不汗出，身体疼重，谓之溢饮；咳逆倚息，短气不得卧，其形如肿，谓之支饮。"若夫苓桂术甘汤之治痰饮，十枣汤、甘遂半夏汤之治悬饮，大小青龙之治溢饮，木防己汤等治支饮，皆各有所宜，宜辨证以活用。

我以为水气饮邪乃水液之障碍，其停蓄乃气化之不宣者也。但以八纲分而明之便可。以水有阴水、有阳水，有表水、有里水，有寒水、有水热，有虚水、有实水，"神而明之，存乎其人"可也。

足少阴肾病，阳虚气弱，水湿羁留虚浮，舌白汗出，小便清，大便溏，脉沉虚微细，此阴水也，实脾汤主之。

足少阴肾病，水肿壅盛，小便不利，而反便秘，腹胀坚实，口渴面赤，脉沉数有力者，舟车丸主之。

足少阴肾病，皮水恶风胕肿，腹大，脉浮微数，越婢汤主之，湿盛土虚，越婢加术汤主之。

足少阴肾病，里水身重，汗出，脉沉，防己茯苓汤主之。

足少阴肾病，水肿，骨节疼痛，脉沉者，麻黄附子汤主之。

足少阴肾病，恶风恶热，骨节疼痛，一身尽肿，脉浮而数，大青龙汤主之。

足少阴肾病，汗出恶风，脉浮而弱，身重，大便溏，舌白足肿，防己黄芪汤主之。

足少阴肾病，一身尽肿，小便不利，脉浮滑，体质壮实，五皮饮合五苓散主之。

足少阴肾病综合征，脉微细，多眠睡，汗出恶寒，舌白，小便清长，悸，晕眩，身瞤动，或小便不利，时有水肿，真武汤主之，晚服济生肾气丸，坚持不懈，自有日进之功。

"少阴病，欲解时，从子至寅上。"（291）

义按： 欲解时在子丑寅，则欲病时在午未申，以子为一阳来复，午为一阴生也。

六、辨足厥阴病脉证并治

提纲："厥阴之为病，消渴，气上撞心，心中疼热，饥而不欲食，食则吐蛔。下之利不止。"（326）

义按： 何谓厥阴？厥阴，极也，极则反，此常理也。厥义在《易经》为上六，此阴尽而阳生之地也，故《素问·至真要大论》云厥者，"两阴交尽"也，两阴者，太阴、少阴也。又云："两阴交尽故曰幽。"幽者，囚也，囚禁阴气者，此亦与阴阳离合机制相符。至所谓太阴、少阴者，太者大也，少者小也，厥者极也、尽也，三者之形象显矣！阴尽而阳生，厥热胜复，此厥字之义也。而厥阴在脏为肝，"罢极之本"，罢者休也，已也，极者极端也，罢其极端，此将军威武之事也，老子曰"上士无争"，此罢其极端也。另有俗谓大放厥词者，极端之言，极则反，故阴尽而阳生焉！又厥者冰冷也，阴阳不相顺接也，厥字义明，三阴理达，而六经大义明矣！从中我们也可理解太阳、少阳、阳明所以为《易经》下卦之初、中、三爻，太阴、少阴、厥阴为四爻五爻六爻之至理，以作为六经大义之补述。

"厥阴中风，脉微浮为欲愈，不浮为未愈。"（327）

"厥阴病，渴欲饮水者，少少与之愈。"（329）

"诸四逆厥者，不可下之，虚家亦然。"（330）

"凡厥者，阴阳气不相顺接，便为厥。厥者，手足逆冷者是也。"（337）

"伤寒脉微而厥，至七八日，肤冷，其人躁，无暂安时者，此为藏厥，非蛔厥也。蛔厥者，其人当吐蛔，今病者静而复时烦，此为藏寒，蛔上入其膈，故烦，须臾复止，得食而呕，又烦者，蛔闻食臭出，其人常自吐蛔。蛔厥者，乌梅丸主之。又主久利。"（338）

乌梅三百枚　黄连一斤　干姜十两　人参　附子　细辛　桂枝　黄柏各六两　蜀椒　当归各四两

上十味，以苦酒渍乌梅，蒸饭，加蜜捣为丸如梧桐子大，先食饮，服十丸，日三服，稍加至二十丸。

诗云：　　乌梅丸为厥阴方，蛔厥久利服之宽。

乌梅姜附参归桂，连柏椒辛厥能还。

亦曰：　　乌梅三百连斤随，十两干姜四蜀归。

参附桂柏辛六两，温脏安蛔战鼓催。

"伤寒六七日，脉微，手足厥冷，烦躁，灸厥阴，厥不还者，死。"（343）

"伤寒发热，下利厥逆，躁不得卧者，死。"（344）

"伤寒发热，下利至甚，厥不止者，死。"（345）

"伤寒六七日，不利，便发热而利，其人汗出不止者，死。有阴无阳故也。"（346）

"伤寒五六日，不结胸，腹濡，脉虚复厥者，不可下，此亡血，下

之死。"（347）

"伤寒脉迟，六七日，而反与黄芩汤彻其热，脉迟为寒，今与黄芩汤，复除其热，腹中应冷，当不能食，今反能食，此名除中，必死。"（333）

"伤寒脉促，手足厥逆者，可灸之。"（349）

义按：总括伤寒厥阴五死证为脉微，厥冷，下利，汗出。脉虚复厥不可下，脉迟反与黄芩汤除其热皆必死证也。说与时师共警惕。而救治之法，可灸之，是以热攻冷也。方药也同此理。若理中、四逆、真武、吴茱萸汤等对证下药皆良法也。至若寒热夹杂、虚实兼有之乌梅丸，干姜黄芩黄连人参汤，皆为厥阴厥热胜复之名方也。因摘录《伤寒论》厥阴病条文于下。

"伤寒脉滑而厥者，里有热，白虎汤主之。"（350）

"手足厥寒，脉细欲绝者，当归四逆汤主之。"（351）

"若其人内有久寒者，宜当归四逆加吴茱萸生姜汤。"（352）

"大汗，若大下利，而厥冷者，四逆汤主之。"（354）

"伤寒六七日，大下后，寸脉沉而迟，手足厥逆，下部脉不至，咽喉不利，唾脓血，泄利不止者，为难治，麻黄升麻汤主之。"（357）

歌曰：　　麻黄升麻厥证宜，邪深阳陷脉沉迟。

　　　　　　咽喉不利唾脓血，黄芩芍药泄利施。

　　　　　　石膏知母天玉竹，甘姜苓术归桂枝。

方解：方用麻黄发汗散邪为君，升麻、当归、甘草即升麻鳖甲汤去鳖甲以治阳毒唾脓血，用白虎汤去米加天冬、玉竹治浮阳补阴液，用黄芩、芍药治泄利，最后君用甘姜苓术汤与苓桂术甘汤治肾着、去痰饮，则厥冷、邪深阳陷脉沉迟及唾脓血、泄利均愈矣。

义按：麻黄升麻汤乃《伤寒论》方中药味最多，且适应证最少者，而此方证症状又最复杂。历代注家望洋兴叹，本可不解要，但正因为其复杂故更有必要破秘与详解。此方仲景收于厥阴病篇，厥阴者阴尽阳生，虚实夹杂，寒热并生，厥热胜复，阴胜则厥逆，阳胜则郁热肆虐，所以邪深阳陷，手足厥逆，下部脉不至，中有泄利，上有咽喉不利、唾脓血之疾患，治用麻黄升麻汤为最宜，此病证眼目为"伤寒七八日"，属厥阴病，邪深也。"大下后"，故体虚而阳陷也。"脉沉迟者"，脾肾虚寒也。麻黄用二两半，升麻一两一分其量最多，正欲以发汗透表托毒于其外也。解之以彰仲景辨证用方丝丝入扣，一药不踏空也。足以证明《汤头歌诀》不熟者是难以知此方之要妙的。

"下利腹胀满，身体疼痛者，先温其里，乃攻其表；温里宜四逆汤，攻表宜桂枝汤。"（372）

义按：总括《伤寒论》手足厥逆有四：一为厥阴病白虎汤证之厥热；二为四逆汤证之寒厥；三为当归四逆汤之脉细阳虚由血弱；四为"少阴病，四逆……四逆散主之"的阳邪成厥逆。而其鉴别诊断是热厥多发于指掌而不过腕，寒厥寒自内出，寒可至肘，当归四逆之寒厥多为外寒所引起，至若四逆散阳邪成厥逆者，多为血管之痉挛所引起，医者宜认真分辨。

"热利下重者，白头翁汤主之。"（371）

"呕而发热者，小柴胡汤主之。"（379）

"下利谵语者，有燥屎也，宜小承气汤。"（374）

肝病证治：

足厥阴病，肝阴虚，头晕面黄，脉细弱，口渴心烦，滋水清肝汤主之。

足厥阴病，肝阳虚，面白舌淡，手足厥冷，脉弦细芤迟，景岳暖肝煎主之。

足厥阴病，肝脾不调，头晕便溏，胸胁满，肝郁，脉弦缓，逍遥散主之，此方加减，辨证应用，可治一切肝脾疾患，有数十种变化，诚医家常开之方。

足厥阴病，肝热火郁，面红目赤，头痛便秘，泻青丸主之。

足厥阴病，肝寒，四逆厥，面青节冷，肝寒木冻，血弱脉细，当归四逆加吴茱萸生姜汤主之。

足厥阴病，肝经湿热，面红口苦，脉弦数，或溺赤，或夹脓，或腰胁带状疱疹疼痛，或中耳疼痛流脓，或红斑成片，或下肢红肿疼痛，或妇女下阴湿痒热痛，或白带淋漓。龙胆泻肝汤主之，多能药到病除，神奇之剂也。

足厥阴肝风晕眩、呕逆，起则天旋地转而呕恶，唯卧则少愈，面白、气少而汗多。血压不高而血糖过低者，此现代医学之所谓"梅尼埃病"也，半夏白术天麻汤主之。

足厥阴肝风头痛，呕恶，吐涎沫，脉弦虚，吴茱萸汤主之。

足厥阴肝风晕眩，肝肾亏虚，肝阳化风，干呕、口干或两目昏花，脉弦细数，杞菊地黄丸加半夏天麻白术泽泻主之。

足厥阴肝风内动，肝阳上亢，头目晕眩，目胀耳鸣，心中烦热，气血逆乱，肢体不利，甚则神昏，脉弦数而大，舌红而干，羚角钩藤汤主之。

足厥阴肝阳化风，头痛目胀，口苦，舌红苔黄，脉弦数，肢体不利，腰腿痛，血压高，天麻钩藤饮主之。

足厥阴病阴虚风动，高血压头痛，脑充血或轻微出血，舌红绛，口舌生疮，肢体不利，脉细数，阿胶鸡子黄汤主之。

足厥阴中风脾缓，舌强不语，肢体缓弱，脾虚痰涌，半身不遂，资寿解语汤主之。

足厥阴中风，汗下后而成变证，寒热往来，胸胁满微结，渴而不呕，但头汗出，心烦，小便不利，此阴阳交争，寒热互斗，当和解之，宜柴胡桂枝干姜汤和之。

义按：此为少阳太阴并病方也。乃表里混争，寒热交战也。方中药仅七味，而有阳旦之桂枝，阴旦之柴胡，既有苦寒之黄芩花粉，又有辛温之干姜，实寒药多而热药少也。胸胁乃太、少交争之地，牡蛎潜阳也。厥阴中风以脉浮与不浮为愈与不愈标志，浮则由里达表，反之则否，是和解之妙，平衡各方利益也。

义再按之：伤寒六经，各有提纲条文，各有专方，如太阳病有麻黄、桂枝汤加减方。阳明病有白虎、承气汤加减方。少阳病有小柴胡、半夏泻心汤加减方。太阴病有四逆、理中汤加减方。少阴病有黄连阿胶、真武汤加减方。厥阴病则仅有乌梅丸孤方勉强充数。

考厥阴病提纲为："消渴，气上撞心，心中疼热，饥而不欲食，食则吐蛔，下之利不止。"后贤补入柴胡桂姜汤，实有见地之言。方以柴胡甘草为君，治寒热往来，和解表里。花粉黄芩苦甘化阴，以治消渴，清少阳邪热，桂姜辛散以安太阴，治气上冲胸，心中疼热。所谓饥而不欲食者，病在太阴也（若病饥而欲食者，病在阳明或属糖尿病也）。食则吐蛔者，蛔闻食臭而上窜也。用牡蛎者以安胸胁也。下之利不止者，以病系太阴，若强攻则泻下不止矣！若此则与提纲条文丝丝入扣也。

"厥阴病欲解时，从丑至卯上。"（328）

义按：厥阴病欲解时在丑寅卯三时。从中我们也可推断出厥阴病易发时在未申酉。传统哲学丑未相冲，如申酉合旺，正是制克厥阴风木之时，故易发病。

总括《伤寒论》397条条文，除去霍乱病10条及阴阳易差后劳复病7条，六经病共计380条，其中太阳病183条，其次阳明病80条，少阳病仅9条，太阴病8条最少，少阴病45条，厥阴病55条。从中我们可看到太阳病篇占比例近半，阳明病和少阴病共125条，足可验证伤寒一表二里三门之不谬。

第三节　温病六脉辨证

一、辨手太阴病脉证并治

肺者，手足十二经脉华盖，其位最高，主一身皮毛，为人身之表，能通调水道，主三焦气化，为阳中之阴，即手之太阴，故温邪上受，首先犯肺，逆传心包。夫肺如钟，撞则鸣，不唯五脏六腑皆令人咳，而六气风寒暑湿燥火皆令人咳，只不过一为受病之脏，一为致病之因。如伤风、伤寒犹可待人正气回复，自能透汗而解，但伤阴则如火烙物，即生损伤，膜损津耗，传变迅速，热邪充斥，自非伤寒可比，在卫可汗之而解，而在气分直宜辛凉清气，入营更宜透热转气，凉血散血。入血则更宜清血解毒。卫气营血，须知先后，夹杂更宜活用。但考人乃温血动物，寒易中伤，故病初起，有一分恶寒，就有一分表证，有骨节疼痛，就有寒湿羁留，可辛温发表，更有体质素弱者，汗出脉缓，故吴瑭仍以桂枝汤立法，此言温而虑寒者，是《心经》"色空原理"，寒不异温也。因审察病机，示方药之宜忌于下。

提纲：手太阴之为病，脉浮数，发热，头痛，汗渴，肺如钟，故常兼咳嗽。

手太阴温病，恶寒，一身骨节疼痛，脉浮弱，鼻塞，流清涕，无汗，舌白，此四时感冒初起，感伤风寒湿三气，宜温散之，陶氏败毒散主之，体虚加人参，畏寒加荆芥、防风。有夹风热症状，如喉痛唇红口渴者，加银花、连翘。

义按：此汤辛温和平，面面俱到，确是治风寒感冒良方，本人几十年经验证实此方治疗风寒感冒初起及风寒湿痛、急性鼻炎、急性乳腺炎、太少合病、外科病初起都有良好效果，但恶寒罢不可服之，发热汗渴更要戒服。常令识此，勿令误也。

手太阴病温，脉浮数，发热头痛而渴，初起常有咳嗽，宜辛凉轻剂桑菊饮主之，南方火盛，初起可加石膏，热盛阳明，再加白虎汤清之。

手太阴肺病温，脉动数，舌红口渴，喉痛，高热，甚或苔黄、溺赤，银翘散主之，热盛可加栀、芩以清阳明经热。

手太阴风热伤肺，汗出而渴，咳嗽，呼吸急促微喘，舌红苔黄，高热，麻杏甘石汤合桑菊饮主之。

手太阴邪热，上呼吸道感染，喉痛，咽痛，头痛高热，或外科肿痛，口干、舌燥、苔黄、溺赤，脉数，银翘散加栀、芩、射干、豆根、马勃主之。

手太阴肺病温，发热汗渴，舌红苔黄，喉痛咳嗽，脉浮数，此上呼吸道感染之风热证，宜桑菊银翘合剂加减主之。

手太阴病，感触外感时邪而为风温，恶风鼻塞，发热头痛，脉浮微数，或渴或咳，宜疏风于表外，辛凉以清在经邪热，宜荆芥、豆豉、薄荷、连翘、牛蒡子、甘草、桔梗、桑叶、杏仁轻清之药，慎用辛温或苦寒之药。

手太阴春温病热阻肺，春温乃冬寒久郁化热，逢春而内发，医者听闻恶风便投辛温，不知里热已汹涌，著于肺络，便见咳嗽，发热而渴，即变舌红苔黄脉数，痰热阻肺，则变生诸证矣！宜麻杏甘石加川贝、牛蒡、芦根、薄荷、天竺黄之属，散肆虐之风热，宣肺气于清静，则病向愈矣！

手太阴暑温，暑为阳邪，热则炎上，炎暑流行，心火独盛，传于心包，发为斑疹，舌红少津，发热而渴，脉见动数，火旺水亏，清营汤主之。

方义：方以黄连、银翘清心火解毒，犀丹竹清心凉血，元地麦增液补水，合之乃清心滋水，治暑热之良方。犀角金价且已禁用，可用水牛角、紫草代之，效亦相当，若滑石、石膏、寒水石诚清热圣药，价廉物美，何必动辄犀羚金箔，医者泥方取药，贫家逾年粮矣！

歌曰：　　清营汤赞鞠通贤，邪入心包营血伤。

犀丹竹心元地麦，银翘黄连妙法彰。

手太阴暑热，汗，渴，高热，脉洪大，白虎汤主之。大烦渴者，白虎加人参汤主之。

手太阴病，余热未清，虚羸少气，口渴津伤，咽喉干燥，竹叶石膏汤主之。口渴重者去半夏加花粉。

手太阴肺热，发热咳嗽，逆传心包，见壮热神昏，舌红苔黄，甚或抽瘛，此肺性脑病也，安宫牛黄丸主之。

手太阴暑风，初起即见壮热口渴。头痛面红，脉弦数，手足抽搐，肝风肆张，咳嗽痰黄，此肝风肺热，宜桑菊饮加石膏、知母、羚羊角、天竺黄主之。

手太阴暑温，无汗身重，脉濡数，微咳，三物香薷加杏仁主之，项强者则加葛根主之，发热喉痛者加银花、连翘，即新加香薷饮主之。

手太阴暑湿，无汗身重，舌白微咳，三物香薷饮主之，湿重者加茯苓、甘草、木瓜名六味香薷饮。阴暑湿重阳虚者，再加参芪陈术名十味香薷饮。

手太阴暑湿，湿热伤气，四肢困懒，神疲无力，身重如山，心烦溺黄，口渴自汗，脉虚者，东垣清暑益气汤主之。

手太阴暑湿伤元气，气短倦怠，口渴多汗，肺虚而咳者，宜生脉散主之。

手太阴湿热，暑者热加于水也。故热蒸湿郁，汗出胸痞，舌白身重，口淡，发热脉数，苔白厚满舌，溺赤，宜通利三焦，三仁汤主之。

手太阴伏暑，伏者，郁也积也，秋老虎，阳明火犹有余威，暑者，日射病之谓也，故大热大渴大汗，脉洪大，口渴者引水自救也，暑伤元气，故宜白虎加人参汤主之。若暑蒸湿盛，舌白身倦者，白虎加苍术汤主之，诸关节疼痛者，白虎加桂枝汤主之。

义按： 白虎乃西方金神，有收敛肃杀之威，凉风一动，炎暑潜消，此凉热更替之理也。白虎金神，威震西方，酷暑自退，白虎汤药少价宜，效宏物美，余师愚以之为疫证主方，张仲景使之披坚执锐，暑热温邪无气矣！

考古人云："先夏至日者为病温，后夏至日者为病暑。"温为阳复，暑为阴生，阴阳倚伏之机，良医尤须体察。夫早春犹有余寒，况春风和煦，邪尚在表，病温尚轻，故吴瑭设桑菊饮、银翘散二法，辛凉轻平之剂，见效即止，不伐伤生生之气；而酷暑于夏，暑为炎火，疫气易流行，传变迅速，热则肉腐，病情瞬息万变，医者宜荷枪实弹，药量宜大。窃以为火有阴火、阳火、无名火、燎原火之别，阴火者无根之火，亦名虚火，为肾脏阴虚，虚火上炎；阳火者山头火也，暑热也；若无名火者，为无根游火也；饮食将息可愈，若燎原火者，风传迅速，疫气流行也，宜稳扎稳打，防疫气之扩散也。

观吴瑭《温病条辨》，触目多见珍稀贵重之药，如犀羚牛黄珠麝金箔，贫家望洋兴叹。夫药可替代，医不必泥方取药，若水牛角丹皮紫草可代犀角，石膏金水之药，清热远胜珠麝，且夫金箔不可为衣，饥年不如薯蓣，是以物无贵贱，以实用为务，药无优劣，对症为良药。忆年少为医时，我开麻杏甘石加厚朴治愈肺炎喘满重症，药仅四分钱，获颂声一片。我少年时贫贱忧苦，受此影响，我一生都少开贵重药，说与时师共积德。

再考伤寒治法，在汗与下，以为邪之出路。水湿羁留，故宜发汗行水。积垢塞于肠胃，故宜泻下逐积，通则不痛。而温病触受邪热，故治则宜清与滋，清则邪去热散，滋则养阴增液，促使病灶康复。

手太阴湿温，温疫时邪，发热倦怠，胸闷腹胀，四肢酸楚，颐肿咽痛，口渴，舌苔厚腻，小便短赤，甘露消毒丹主之。

手太阴湿温，邪在气分，症见头痛恶寒，发热身重，胸闷不饥，午后身热，舌苔白厚腻，或中心干黄，脉濡，三仁汤主之。

手太阴湿温，脘腹满闷不饥，身重体倦，午后发热，口苦苔黄，呕逆腹痛或泻泄，霍朴夏苓汤加三仁（杏蔻薏）黄连滑石主之。

手太阴暑湿外扰，身体困倦，胸胁痞闷，肠胃失和，或腹痛泄泻，或恶寒身重，舌苔白滑，六和汤主之。

手太阴暑湿，外感风寒，内伤湿浊，症见头痛恶寒，胸闷呕恶，泄泻，舌苔白厚，痰多湿盛，或感山岚瘴气，藿香正气散主之。

义按：藿香正气散乃解表化湿、除痰消胀、理气和中之名方。其大意以藿苏姜枣以解其外，平胃健脾化湿以安其内，二陈除痰降逆，助以白芷治头，桔梗治胸，腹皮消胀，气正而邪除矣！

考吴瑭在《温病条辨》中作五加减藿香正气散，若滥立方名则不可，加减变通则属医之良，鞠通以为暑湿多伤中，中焦湿温，病在太阴阳明，故不用甘桔姜枣表药，且苏叶多用于冬月，夏暑欠宜，白芷性润，半夏辛温，暑热不宜。

如吴瑭所加者多三仁（杏蔻薏）、豆卷、滑石、木通、防己之类，皆通利三焦之药，其理固宜，此皆经验之心法也。

手太阴湿热，痛风脚气，肌节疼痛，或膝胫生疮流水，或肩背沉重，舌苔白厚微黄，脉弦数，当归拈痛散主之。

手太阴湿脚气，麻木冷痛，跗肿胫浮乏力，或腹闷呕恶，脉濡，舌白厚，鸡鸣散主之。

手太阴湿热下注，胫膝热痛红肿，痿痹足疾，三妙散加木瓜、薏苡仁、防己、桑枝、乳没主之。

手太阴湿热瘀阻，痛风，下肢脉络曲张，双脚红肿热痛，上中下通用痛风汤加减主之。

手太阴寒湿痰郁，气血不和，头痛恶寒无汗，呕吐，腹痛胸满，肌体疼痛，或月经不调，其脉沉者，五积散主之。

手太阴病，肺脏风嗽，外无表证，干咳无痰，久咳不止，里无痰饮，宜辛润和平之药，止嗽散主之。

手太阴病温，寒热往来，胸胁苦满疼痛，脉沉弦，胁下叩诊见大实音，病有水气，小柴胡汤加牡蛎泽泻散主之，邪深心下痛者，大陷胸丸主之。

手太阴肺热，胸痛，脉滑数，病七八日，咯痰不爽，舌红苔黄，肌肤甲错，或胸如桶状，此为肺痈，宜千金苇茎汤加银翘散主之。

手太阴凉燥，鼻流清涕，微恶风寒，咳嗽，痰清稀，舌白微渴，脉浮缓，杏苏散主之。

手太阴温燥，鼻干口渴，舌燥干咳，或微热，舌红少苔，脉浮或带数，桑杏汤主之。

手太阴肺阴虚，鼻干舌燥，口渴，舌红少苔，微咳，皮肤干燥，沙参麦冬饮主之。

手太阴病冬温，感触非时之气，微恶风寒，头痛无汗，发热，咳嗽咽痛，舌红脉数，宜解外清里，药用荆防桑菊银翘象贝甘桔杏蒡加减。

义按： 温邪热变最速，热气熏蒸，热则肉腐，秽浊之气，传染力最强，流行性极高。况物理现象阳主动、热主升，此现代医学所谓急性传染病也，除霍乱属纯阴证外，余多为中医温热病（风热、暑热、湿热），如呼吸系统之病有如流感、猩红热、白喉、百日咳、肺炎等；消化系统疾病有急性胃肠炎、痢疾、伤寒、肝炎等；神经系统的有乙脑、流脑、脊髓灰质炎等；循环系统有关血液之病者有败血症、流行性出血热、钩端螺旋体病等。概括之，多属中医手太阴手厥阴和手太阳之病。

手太阴病热，咳嗽胸痛，即现代医学所谓肺炎之病，高热，喘粗，脉数，舌红、苔黄、溺赤，太阴阳明炽热，宜麻杏甘石汤加银翘、桑、菊、栀、芩、知、贝、桔梗、牛蒡主之。其虽变证多多，但却于手太阴一经不移。或变生疡毒痈肿，宜加五味消毒饮加减主之，或变生脓胸者，宜合千金苇茎汤主之。

义按： 夫中医所谓手太阴肺热咳嗽者，乃现代医学呼吸系统疾患也。中医辨证从宏观上风寒暑湿燥火论，而现代医学从微观唯物上即感染细菌病毒论，但二者所论症状都不离咳嗽，夫咳嗽痰吐者，乃人体自洁作用与吐故纳新也，视其咳嗽症情而病证定矣，咳嗽者，现代医学所谓气管炎也，有急性慢性之异，急性者多为外感属标，慢性者多为内伤属本，咳嗽之病，中医有气、血、水与痰热饮邪为患，而现代医学则有气管炎、肺炎、肺气肿、胸膜炎、血胸、气胸等病之不同须作鉴别诊断。如肺炎西医诊断，首先审是病毒或细菌感染，病毒感染多为中医之风寒咳嗽，细菌感染多为中医之风热咳嗽。至介于其中者多为衣原体和支原体感染，多用红霉素类药治疗，此多属中医半表半里之病。至于细菌感染有球菌与杆菌之异，以往多用青霉素与链霉素以分治。除此之外，还有真菌感染和霉菌感染之病，在中医辨证多为染上湿浊，若白喉者，又可比拟染上燥疫也，现仅举其要者，余不赘述。

再举中医八纲辨证，现代医学也可类比之，如中医有阴阳，现代医学有革兰氏阴性菌与阳性菌，此可以阴阳纲之。至病毒性感染与细菌性感染都可用表、里、寒、热、虚、实以纲之。

上面说的是中医与西方现代医学的比较和鉴别，中、西医各有所长，亦各有所短，长短异宜，不同其用。中西医虽同是医，但却是两个不同的哲学体系和不同的具体内容。正如干祖望教授说得好，"中西医只能配合，但不能结合"，"配合"是取长补短，各换所需，皆大欢喜，如"结合"是把不同种属"拉郎配"在一起，那是行不通的，这样做不只生不出"四不像"来，而且是要两败俱伤的。结合是一个吞并另一个，配合亦叫合作，如国际上之合作，若左手帮右手，圆满完成任务。考中医在表象上看是日渐式微，但中医的"辨证论治"是永远不会过时的，并日渐显示出其青春的活力与灿烂的光辉。

手太阴病停痰积饮

手太阴病，素有哮喘宿饮，偶犯风寒，触动内饮，今见喘促急迫，汗出苔白，脉浮滑稍弱，此风寒夹饮邪肆虐，小青龙汤主之。

手太阴病，桂枝证，汗出恶风，脉缓，喘促，桂枝加杏仁厚朴主之。

手太阴病，宿有痰哮，六七日咳嗽不断，喘促，哮声如蛙鸣，咽喉不适，痰声搏击，脉浮滑，射干麻黄汤主之。

手太阴病，宿有痰饮，今肺伤风热，喘咳阵阵，胸闷腹胀，咯痰不止，脉浮微数按之弱，厚朴麻黄汤主之。

手太阴病，服青龙汤已，多唾口燥，寸脉沉，尺脉微，手足厥冷，腹有冲气，苓桂五味甘草汤主之。咳喘胸满，呕逆者，去桂加姜辛半夏汤主之。

义按：此病关键在寸脉沉、尺脉微，当与小青龙之脉浮有表证者作鉴别诊断，无冲气者去桂，病痰饮者加姜辛半夏杏仁等药加减消息之。

手太阴痰饮，胸胁支满，目眩，当以温药和之，苓桂术甘汤主之。

手太阴悬饮内痛，脉沉而弦者，十枣汤主之。

手太阴溢饮，发热恶寒无汗，身体疼痛，水溢肌表，宜大青龙汤发其表汗，小青龙汤去其内饮。

手太阴支饮不得息，胸满喘促，口吐稀涎，脉滑数，葶苈大枣泻肺汤主之。

手太阴支饮，喘满痞坚，面黑，脉沉紧，得之数十日，木防己汤主之，虚者即愈。实者，木防己去石膏加茯苓芒硝汤主之，使饮于二便而泄。

手太阴支饮胸满者，厚朴大黄汤主之。

手太阴支饮冒眩，心下有支饮，泽泻汤主之。

手太阴支饮呕吐者，小半夏汤主之。

义按： 夫饮邪有四：痰饮、悬饮、溢饮、支饮。痰饮治以苓桂术甘汤，悬饮治以十枣汤，溢饮以大小青龙汤治之，而支饮治则有五，分别从发汗、利小便、利大便、化痰饮而解。

手太阴肺补泻大小汤液方

小补肺汤："治汗出，口渴，少气不足以息，胸中痛，脉虚者方。"

麦门冬、五味子、旋覆花各三两，细辛一两。

以水八升煎三升，温服一升，日三服。

大补肺汤："治烦热汗出，少气不足以息，口苦干，耳聋，脉虚而快者方。"

小补肺汤再加地黄、竹叶、甘草各一两。

以水一斗煎四升，温分四服，日三夜一服。

小泻肺汤："治咳喘上气，胸中迫满，不可卧者方。"

葶苈子、大黄、白芍各三两。

以水三升，煮取二升，分温再服。

大泻肺汤："主治胸中有痰涎，喘不得卧，大小便闭，身面肿，迫满，欲得气利者方。"

小泻肺汤加炙甘草、黄芩、干姜各一两。

上六味，以水五升，煮取二升，温分再服。

辨肺痨证治：

义按： 肺者手太阴也，痨病从损从火论，阴虚劳损之谓也。八纲辨证，肺痨大概从阴阳虚实论，再简明之就以阴虚而论。肺阴虚则虚火上炎，痨热则伤津劫液。且夫古来都知痨乃痨虫传染而来，故治当杀灭痨虫，用滋阴补肾润肺补脾之品，使土能生金，金能生水则金水荣昌矣！《十药神书》，治肺痨之专著也。

手太阴肺痨，肺肾阴虚，症见咳嗽气喘，痰中带血，头晕目眩，午后潮热，舌红少苔，百合固金汤主之。

手太阴肺痨热，气阴两虚，症见五心烦热，日晡潮热，食少，咳嗽咽干，脉细数，黄芪鳖甲散主之。

手太阴肺痨，咳嗽咯血，消瘦，潮热盗汗，脉细数，阴虚劳损，虚羸少气，月华丸主之。

义按： 总括咳嗽一病，看似平常，但实复杂。有声无痰称为咳，有痰无声称为嗽，咳嗽者实兼之也。夫一呼一吸谓之道，唯以阴阳以分之则明矣！考咳多新病，嗽多久痰，一般治法，咳者宜止咳，嗽者宜化痰，稍一胡混，或成痼疾，干咳者再用化痰则咳愈甚，痰多者强止其嗽则成痰闭。况有一分恶寒便有一分表证。高热咳嗽，温邪伤肺阴矣。若发热与潮热，又须细分，一为外感热病，一为阴虚痨瘵，新久宜明，若夫外感兼宿疾，更须体察辨明。至寒热宜辨，以寒为热，以热为寒，颠倒黑白矣！是知病痰饮者，当以温药和之，若留饮痰结，又宜攻坚破积矣。至若肺痨阴虚则宜清金补肾理脾，故曰：善治咳嗽者，能为半个名医矣！

手太阴欲解时在亥子丑三时，其他欲解时，以此类推，下同。

二、辨手厥阴病脉证并治

提纲：手厥阴之为病，脉弦数，高热神昏，痉厥，时发斑疹。

义按： 痉者，劲也，肌肉刚强之谓也，故痉者，项强，手足肌肉强直，抽风，头摇，卒口噤，背反张也，痉病多见于肺性脑病，乙脑、流脑等脑炎之病。吴鞠通云：六淫致痉，实证也；产妇亡血，病久致痉，风家误下，温病误汗，疮家发汗者，虚痉也。风寒风湿致痉者，寒证也；风温、风热、风暑、燥火致痉者，热痉也；俗称慢脾风者，虚寒痉也。本脏自病者虚热痉也。

手厥阴温病，高热神昏，气营两燔，热毒壅盛，舌红苔黄，口渴，溺赤，清营汤主之。

手厥阴肺性脑病，高热咳嗽，舌红痰黄，肝风肺热，抽风口噤，宜清肝化痰之品，如羚羊角、钩藤、天竺黄、川贝、银花、石膏、知母、竹叶之辈。

手厥阴温病，高热如笼之熏蒸，头痛欲破，呕逆而不胁痛，或热结旁流，斑疹紧束紫黑，脉沉弦数，三焦火盛，不得用汗下，而在清滋凉血解毒。证见舌红苔黄口苦溺赤，神昏谵语，清瘟败毒饮主之。方药：石膏、知母、甘草，犀角（水牛角代）、生地黄、赤芍、丹皮，黄连、黄芩、山栀子，玄参、连翘、竹叶、桔梗共十四味。其中石膏最多可用半斤（即250克）以上，生地黄30克，犀角（水牛角代）24克，黄连18克。

上先煮石膏沸，后下诸药，犀角（水牛角代）磨汁和服。

方解：上以白虎汤为君，清热降火，犀角地黄为臣，清心凉血，黄连解毒汤去黄柏为佐，清热解毒，玄翘竹桔为使，清上凉下，脉络分明，如此而已，良医风范，疫证指南。

诗曰：　　清瘟败毒白虎君，犀角地黄血热清。

　　　　　　黄连解毒去黄柏，竹桔开提玄翘心。

手厥阴病斑疹，发热，舌红少津，脉细数，消斑青黛饮主之。温病发斑，以化斑汤化之。若疹而发热，合银翘散清之。

义按：盖斑多成片，疹呈散点，以紧束紫暗为重，鲜亮红活为轻。固定不移，多为血瘀，成团走散多为邪风。陶氏此方为少阳阳明斑疹而设，故方中用参柴。至吴瑭多以厥阴温病论，故常以紫草丹皮易之。

手厥阴温病，高热神昏，清窍失灵，脉弦数，舌红苔黄，或斑疹隐隐，或痰热壅盛，安宫牛黄丸主之。亦主脑出血初期。

手厥阴温病，神昏谵语，舌红，脉细数，邪扰神明，清宫汤主之。

手厥阴病，邪犯心包，高热神昏，舌蹇肢厥，紫雪丹主之。

手厥阴暑温，热盛动风，病痉背反张，直视口噤，用羚羊角、钩藤、竹黄、僵蚕、白虎法以清之。

手厥阴病温，高热神昏，头痛剧烈，呕吐，躁烦不安，抽搐不止，舌红苔黄，脉弦数，药用羚羊角、钩藤、竹黄、葛根、银翘白虎法以清肝火泻阳明邪热。

手厥阴温毒，咽喉肿痛，耳前后肿，颊肿面赤，脉弦，普济消毒饮主之，初起微恶风寒，去升柴芩连加荆防枯草以散之。

手厥阴温病后期，热遗，舌红少津，虚火上炎，汗多脉散，喘渴欲脱者，生脉增液汤主之，用生脉散以强心复脉，增液汤以补水生津。热病后遗或加竹叶石膏以清余热。

手厥阴病，瘿肿，阴虚阳亢，心阴亏虚，肝阳偏亢，面红口渴，心烦易怒，脉弦细数，手颤眼突，肝火盛而动风，宜三才生脉散合芍草消瘰丸加减主之。

天冬、生地黄、人参、麦冬、五味、芍药、甘草、浙贝、牡蛎、玄参加夏枯草、海藻、花粉、知母、百合主之。

歌曰： 瘿肿阳亢阴气虚，三才生脉百母施。

消瘰丸加天花粉，夏枯海草芍甘宜。

方解： 方用三才汤滋阴补肾润胃为君，生脉散益气复脉为臣，夏枯草、海藻、消瘰丸破结，百合、知母滋阴安神为佐，使以芍药、甘草清肝舒筋止烦渴则瘿病愈矣。

如肝火加石决明、海蛤壳，高热加石膏、黄芩，动风加三甲，肺燥加沙参、玉竹，不眠加枣仁、石斛。

义按： 此病乃现代医学甲状腺增生，机能亢进，内分泌失调之病，手震眼突，属阴阳逆乱、阴虚阳亢、心阴虚而肝火盛之病也。此病基础代谢增高，怕热多汗，多食善饥，精神过敏，情绪紧张，烦躁失眠，心率增快，神经反射亢进，故宜滋阴清热破结，制亢阳也。

手厥阴病，甲状腺危象，病发急骤，高热40℃以上，心动过速，每分钟140～200次，恶心呕吐，腹泻脱水，舌或手颤动风，谵妄烦躁，甚或昏迷，人参白虎汤合三甲复脉汤主之。

手厥阴温病，舌红口渴，身体困懒，汗多脉虚，手足冰冷，喘脱欲绝者，生脉龙牡汤主之，脉微肢冷者，加附子以温阳复脉。

若《金匮要略·血痹虚劳病脉证并治》中云："夫失精家，少腹弦急，阴头寒，目眩，发落，脉极虚芤迟，为清谷，亡血失精；脉得诸芤动微紧，男子失精，女子梦交，桂枝龙骨牡蛎汤主之。"

义按：从脉证看，病深重也，从治效论，功卓著矣。夫有药能治亡血失精，阴寒清谷，见脉极虚芤迟者，神药也。此方价廉物美，而多为人忽之也。药无贵贱，唯以功效验，此方先把安神定惊救逆大功之龙牡放在一边。姑且从安表里、和气血、理脾胃而论，桂枝名列第一。桂枝《神农本草经》云：牡桂，味辛温，主上气咳逆，补中益气；菌桂为诸药先聘通使，其活跃动脉血，兴奋静脉血，为调整血液循环之神方妙药也。炙甘草、大枣复脉守中，生姜形多侧子，节外多枝，此改善微循环行血消水也。加附子者回阳救逆，起死回生，加人参者培元益气。加黄芪者汤液阳旦也，桂枝汤倍芍加饴者小建中也，再加黄芪，黄芪建中汤也，中气健则粮草足，则能济四傍也，小建中再加参芪，《汤液经》大阳旦汤也，阳气诞生，此生生之理俱也。桂枝加龙骨牡蛎汤加减变化，神妙无穷，疗效卓著，当为温阳和血起死回生第一方，可惜医者日日目接不敢开此方，盖或多虑"桂枝下咽，阳盛立毙"之言，夫中医之所谓病者即是阴阳偏亢失衡。而纠偏制亢者就是良医，奈何医者之庸颠倒若是之甚！如方中白芍者《神农本草经》云治血痹止痛，则其清瘀去阻，促进静脉血之回流也，考白芍者"和事佬"也，观桂芍、柴芍、附芍、归芍、枳芍、大黄芍之对配，其敛阴和血之功已跃然纸上矣！

另厥阴乃阴尽阳生，厥热胜复，死生之地也，如手厥阴心包者，臣使之官，喜乐出焉！其代心受邪亦明矣，昔张仲景作通脉四逆以回阳，张锡纯作来复汤已明阴尽阳生之理，下面手少阴病篇李可合之以为破格救心汤，其方则去白芍，恐为阴柔亡刚也。我以为病至三阴，症情复杂变证多多，加白芍以调和，可为权宜之计，若真武加白芍以协调水火，亦其宜矣！因作此论以承上启下，阐明揭示心与臣使之关系。

手厥阴病解时在丑寅卯，则病发时在未申酉。

三、辨手少阴病脉证并治

提纲：手少阴之为病，脉结、代，或微细芤迟，心动悸，神昏蒙。

手少阴厥逆，真心痛，痰涎壅盛，喘促者，或霍乱吐泻，脉微细，结代，陶氏回阳救急汤主之。

手少阴肾衰、心衰，离火无气，脉微肌冷，心悸，喘促，阴竭阳亡，生命垂危，一切心源性、失血性、中毒性休克，或霍乱吐泻，或二便失禁，汗出如油，神志昏迷，现代医学放弃抢救病人，只要心跳未停，一息尚存者，李可破格四逆汤主之。

义按：上二方皆从四逆汤加麝香而来。但前方再加桂味六君子汤。后方则加张锡纯来复汤之参萸龙牡及磁石，二方各有千秋，宜于理、法、方、药一条线辨证活用之，则有日进之功。

中医不传之秘在乎量。观李可起死回生之术实在量。生命垂危，元气之日损，与亡阳之累积，不用李可破格之数量，焉能回阳救逆。李可者，中医之脊梁哉！

手少阴病，见雀啄、屋漏、鱼翔、虾游诸死脉，或真心痛，肌冷，手足青至节。虚则头昏眼花，为贫血，或血热妄行而出血，阴虚者烦躁不得卧。

义按：心主血脉，故出血、缺血、瘀血皆心之病症也。而止血、补血、温阳破瘀皆治心之大法也。

如少阴者，水火之藏也，其体用在肾与心，同为少阴也，唯手足之异。《黄帝内经》云："水火者，阴阳之征兆也。"水不异火，火不离水，水即是火，火即是水，此佛学色空不异原理，"色不异空，空不异色，色即是空，空即是色"原理也。夫坎离者，亦水火也，如易学坤坎水土合德，乾离同体，若"水火者，血气之男女也"，知阳男阴女，乾火坎水，交合相济而变化见矣！

《素问·灵兰秘典论》云："心者，君主之官，神明出焉。"唯神能感知，唯明能烛暗，病机十九条中云"诸痛痒疮，皆属于心"，是说不察痛痒的心是昏蒙的心。这正如我曾在拙作《天赋》中所说的："主明则下安。是元首者，诚应如心脏血流溉注兮，不断地进行从群众中来，到群众中去之健康运动。"使神明能先知先觉，此亦上工治未病也。

至说"痛"多与"疼"相连，疼字从疒（chuáng），从冬，冬亦声。其声符"冬"表寒，是说病多与寒有关。《素问·举痛论》有十多次论及疼痛为寒所引起，仅一次例外是热引起，其根据就是说人为温血动物，恒温37℃，所以容易感寒而痛，此不可不知。

另者痛字还有深义，痛字声符是甬，义为甬道，甬道宜通，痛与通甬相同也，故古人认为通则不痛矣！痛者甬道病阻也，通者顺水行舟也。

再论五行，唯火无形，兼论五脏，唯心无月（肉），心者性命之舟，心字的三点象三才天地人，佛教《楞严经》七处征心，八还辨见，寻心无觅处，但却有观照之能，"照"之一字正是《心经》之缩影，"无"之一字彰道学"无之以为用"之大义，读传统经典是能觉悟而开慧的。

手少阴病，心烦失眠，舌红苔黄，或下痢，或出血，脉细数，心火亢盛，肾阴不足，黄连阿胶汤主之。

手少阴温病，邪在阳明久羁，或已下，或未下，身热面赤，口干舌燥，甚则齿黑唇裂，脉沉实者，仍可下之，脉虚大，手足心热甚于手足背者，加减复脉汤主之。大便不溏者，可与一甲复脉汤。

手少阴温病，误表劫伤津液，心中震震，舌强神昏，宜复脉法复其津液，舌上津回则生，汗自出，中无所主者，救逆汤主之。

手少阴温病，热深厥甚，脉细促，心中憺憺大动，甚则心中痛者，三甲复脉汤主之。

义按： 加减复脉汤，药为生地黄、麻仁、麦冬，再加阿胶芍炙甘。三甲复脉汤为去麻仁递次加牡蛎、鳖甲、龟板。至救逆汤为复脉汤去麻仁加龙骨牡蛎。

歌曰：　　　加减复脉芍药甘，生地麻仁麦冬藏。

再加阿胶滋阴血，厥少阴虚一服康。

救逆汤中麻仁去，龙牡加之心脉安。

三甲复脉首牡蛎，鳖甲龟板次第餐。

手少阴病，脉结代，心动悸，虚劳肺痿，舌红口干，炙甘草汤主之。

手少阴病，虚烦不眠，五心烦热，阴虚血少，口舌生疮或舌红少津，或手足心热，健忘多梦，脉细数，天王补心丹主之。

手少阴病，气阴不足，失眠多梦，心悸短气，生脉散合来复汤主之。

手少阴病，虚烦不得眠，酸枣仁汤主之。

手少阴病，阳气不足，心虚血少，自汗，面白，脉虚细者，养心汤主之。

手少阴病，心脾血亏，怔忡健忘，失眠多梦，面黄苔白，脉细而弱，归脾汤主之。

手少阴病，心血瘀阻，不通则痛，真心痛，痛性休克，面青唇白，冷汗淋漓，急用救心丹、活心丹、心宝丸服之，同时急用针灸，辨证取穴，实有起死回生救急之妙，后再用中药以善其后。药用附子、桂枝、红花、丹参、檀香、延胡索、人参、瓜蒌、薤白辨证活用，神而明之，存乎其人。

手少阴中风，脑栓塞，痰涎壅盛，语言蹇涩，偏瘫，舌白苔厚，经脉瘀阻，小续命汤加南星僵蚕红花地龙全蝎主之。

第一章　伤寒温病手足六经辨证体系

手少阴中风，脑出血，肝火上冲，头痛，面红气粗，半身不遂，脉弦，天麻钩藤饮加田七、红花、地龙、水蛭主之。

手少阴中风后遗偏瘫，急宜针灸以活血通络，经验是越早应用效果越好。若病久见气虚血瘀者，用大剂补阳还五汤加红花、全虫、水蛭等虫类药搜逐，诚屡试屡效，整体辨证，自有回生之妙。

手少阴胸痹，痛不得卧，心痛彻背，背痛彻心，脉弦滑，舌白者，宜小补心汤即仲景瓜蒌薤白汤加半夏主之。若症情重，气结在胸，心痛无奈者，《汤液经》大补心汤主之，即小补心汤加厚朴、枳实、桂枝。

手少阴心热，口苦舌黄腻，脉数大，大便不通，泻心汤主之。若心中怔忡不安，胸中痞满，口舌生疮，或吐血下血者，大泻心汤即半夏泻心汤加减治之。

手少阴病，血栓闭塞性脉管炎，脚趾痹痛，脉数舌红苔黄，四妙勇安汤主之。

手少阴病，阳虚血阻，脉管炎，足端冰冷，面青白，脉微细迟滞，阳和汤合麻附辛主之。

手少阴热邪久羁，伤及真阴，或因误表，或因妄攻，神倦瘛疭，脉气虚热，舌绛苔少，时时欲脱者，大定风珠主之。

手少阴温病，下利咽痛，胸满心烦者，猪肤汤主之。

手少阴温病，呕而咽中伤，生疮，不能语，声不出者，苦酒汤主之。

手少阴病，阴亏及阳致阴竭阳亡，神昏肌冷，两目上窜，肝虚心衰，脉微细数，四逆汤合张氏来复汤主之。呼吸衰竭者可加麝香。

手少阴病，八九日下之，胸满烦惊，小便不利，谵语，一身尽重，不可转侧者，柴胡加龙骨牡蛎汤主之。

义按： 伤寒用龙牡者有四方，其意为龙骨乃化石产于山，牡蛎生于海，故有水火既济之功，二者有镇纳安神之效，上方用柴芩夏以和少阳，用参桂苓以安少阴，大黄以泻，铅丹以镇，诚治情志郁结之病，对现代医学所谓神经症有特效。桂枝加龙骨牡蛎汤则更奇,《金匮要略·血痹虚劳病脉证并治》云其治男子失精,女子梦交,实是治失恋相思之情志病,其主治阴寒、清谷、目眩、发落,亡血失精之虚劳病,其功效不弱于四逆汤之救逆,因可验桂枝龙牡之神效。反思吴瑭之救逆汤,张锡纯之来复汤,李可之破格汤,三方皆以龙牡为救逆,自有其道理。

手少阴病,"伤寒若吐若下后,心下逆满,气上冲胸,起则头眩,脉沉紧,发汗则动经,身为振振摇者,茯苓桂枝白术甘草汤主之"。

《金匮要略》云:"病痰饮者,当以温药和之。"

"心下有痰饮者,胸胁支满,目眩,苓桂术甘汤主之。"

"夫短气有微饮,当从小便去之,苓桂术甘汤主之。肾气丸亦主之。"

义按:总括苓桂术甘汤主证有头晕目眩,心下逆满,气上冲胸,短气有痰饮,故治宜兴心阳,除痰饮,去脾湿。如脉沉紧者病在里,正可与麻黄汤脉浮紧相鉴别也。

另苓桂术甘与甘姜苓术汤仅一味之异,而有治心与治肾,治饮与治湿之不同,有治痰饮与治肾着之相异,故医之良者宜互相参照。

手少阴病解时从子至寅上,则欲病时从午至申上。

四、辨手太阳病脉证并治

提纲:手太阳之为病,脉数大,头痛,口干舌红,溺短赤,心下时痛。

义按:手太阳者为阳中之太阳,通于夏气,火热蒸腾,故必头痛,火炎津亡,故口干舌红而溺短赤矣!心与小肠相表里,故心下痛。

手太阳病,小肠积热,上腹热痛,或热痢,口舌生疮,便短赤,黄连导赤散主之。

手太阳温病,心下痛,脉弦数,口干舌红,苔黄溺赤,三石黄连解毒汤主之。

手太阳病，小肠火，出血，唇红面赤，舌绛，脉细数，犀角地黄汤主之。

手太阳病，高热神昏，谵语，安宫牛黄丸主之。

手太阳病，暑热伤元气，脉细数，短气身倦，舌红口干，燥渴，王孟英清暑益气汤主之。

手太阳暑热伤津，口干舌燥，渴饮，阴虚生热，苔黄脉细数，增液汤加黄连、银花、滑石主之。

手太阳伏暑，汗多口渴，舌红，短气身倦，脉虚数，生脉散加竹叶、玄参、银花、六一散主之。

手太阳小肠热，热则肉腐，腐则溃疡久痛不止，宜清肠热止痛补脾，枳实芍药小泻心汤合参甘姜枣主之。

手太阳病，耳目失聪，清气不升，以太阳从颈颊上目外转入耳也，益气聪明汤主之。

手太阳病解时在巳午未，则欲发时在亥子丑。

五、辨手阳明病脉证并治

提纲：手阳明之为病，肠中虚也。

义按：手阳明者大肠也，大肠者，"传导之官，变化出焉"。或泻或秘，腑宜乎通，泻本乎湿，秘关于燥，或温或利，良医宜明。

手阳明病，胃实肠虚，则生阴浊，金寒水冷，则病泄泻，时呕清水，水样便，中寒生满病，脉迟肌冷，理中汤主之。

手阳明病，霍乱，大便如淘米水样状，脉微肌冷，四逆汤主之。

手阳明病，腹满，水湿泛滥，水样便，日十数行，胃苓汤主之。

手阳明病，痛时作泻，补土泻木，疏肝理脾，痛泻要方主之。

手阳明病，呕逆腹痛，大便特征如泥状，寒热并见，虚实两现，生姜泻心汤主之。

手阳明病，热泻热痢，便下不爽，腹痛满实，积滞素重，大便秽浊，脉沉弦，舌红苔黄，木香槟榔丸主之。

手阳明病，痢下赤白，里急后重，腹痛呕逆，带黏液便，芍药汤主之。

手阳明病，患病日久，下腹时痛，痛时欲便，便后见黏液，迁延难愈，面黄舌白，气虚身倦，此慢性结肠炎也，补脾益气清肠丸主之。

手阳明病，肠虚泄泻便溏，面黄舌白，脉弱，消化不良，参苓白术散主之。

手阳明温病，津液干涸，口干舌燥，大便干结，增液调胃承气汤主之。

手阳明病，食积，腹满胸痞，虽不便秘，仍宜小承气汤微和胃气，下之即愈。

手阳明病，肠痈，右下腹痛，其身甲错，腹皮急，如肿状，按之濡，时发热，热汗出，反恶寒，其脉迟紧者，脓未成可下之，大黄牡丹汤主之，脉洪数者，脓已成，不可下也。

肿痛者，少腹肿痞，按之即痛，如淋，小便自调，腹无积聚，身无热，脉数，此内有痈脓，薏苡附子败酱散主之。

诸浮数脉应当发热，而反洒淅恶寒，若有痛处，当发其痈。

诸痈肿，欲知有脓无脓，以手掩肿上，热者为有脓，不热者为无脓，仙方活命饮主之。

肠痈，少腹痞热，宜大黄牡丹皮汤合枳实芍药散加银花、连翘、薏苡仁、皂角刺、山甲、芙蓉叶、甘草。

手阳明病温，燥气加临，口干舌燥，液亏津少，大便干结，腹无痛苦，皮肤干燥，宜增水行舟，增液汤加麻仁、首乌、当归、白芍主之。

义按：夫三阳者，太阳、阳明、少阳也。若少阳者，三焦气盛而阳旦初生，旦者，稚阳也，其力虽小，而其道远也。至太阳者，阳之大也。如足太阳者，大之初也，所谓寒水之经也，此运气学说司天、在泉之分也。若手太阳者，阳之盛大至极之谓也。阳气流行至手阳明者，阳中之夕阳也，日落西山无久时也，阳气至此而终，阳极则生阴，故寒生焉，手阳明为大肠，故肠中寒而有理中汤之设。如足阳明者，初秋午后盛阳之后，太阳之后虽阴生焉，然秋老虎肆虐，暑伏热积，此秋阳暴也，故白虎汤为之所设也。

手阳明病欲解时在申酉戌，则欲发时在寅卯辰。

六、辨手少阳病脉证并治

提纲：手少阳之为病，三焦气实，阴虚而躁烦，口渴，多饮、多食、多小便。

义按：手少阳者，稚阳也，为人体之枢，阴尽出阳之机，寒热往来之情也，故治宜和，和者，阴阳气血寒热补泻之和也，是为少阳之治。若足少阳者胆也，提纲为口苦，咽干而目眩。足属阴即阴少阳也，故胆气宜壮，此柴胡之治，和解之法也。至手少阳者，三焦也，是脏腑之外，躯体之内，包括诸脏，一腔之大府也，乃阳中之少阳，所主气，气宜调。我在论文《解肝脾颠倒迷津》中就论证到西医之肝乃中医之脾，西医之脾乃中医之肝，而胰即中医之三焦，就已揭示了千古之秘，及治三焦与三消之法。昔古人云："治上消者，宜润其肺，兼清其胃；治中消者，宜清其胃，兼滋其肾；治下消者，宜滋其肾，兼补其肺。"总括之，审机辨证分主次而治则有先后矣。

手少阳病，寒热往来，上腹疼痛，食不下，烦呕，口苦苔黄，大便热结，脉弦数，三焦积热，此西医胰腺炎也，大柴胡汤加银花、公英主之。

义按：在解剖学上，胰管最终与胆总管合并，共同开口于十二指肠大乳头。故胰胆同治，少阳同根也。

手少阳病，寒热如疟，寒轻热重，口苦胸闷，呕吐酸苦水，宜清胆利湿，和胃去痰，蒿芩清胆汤主之。

手少阳病，上消，口渴引饮，脉虚数，白虎加人参汤主之。

手少阳病，中消，少阳阳明并病，多食善饥，不为肌肉，病属《黄帝内经》食亦病，时或大便秘结，白虎汤合调胃承气汤主之。

手少阳病，下消，小便如膏如脂，口舌干燥，头眩，腰瘦，尿多，尿糖，六味丸主之。阴阳并亏者，肾气丸主之。

手少阳病，三焦气热，口渴，脉虚数，西医所谓血糖、血压、血脂均高也，祝氏六味汤主之。

手少阳病，阳明气虚，太阴脾湿，食少便溏，舌白面黄，七味白术散主之。

手少阳胰病，三焦气虚，多饮多尿，病在肺脾肾三经，肺阴不足，肾元虚衰，特别是脾虚不运，重点在理脾则糖自降，清肺则肾自兴，补肾则先天固。药用参、芪、苓、术、怀山补脾，增液汤加丹参、花粉以清肺，晚服肾气丸以固精补肾。

手少阳胰病，血虚燥热，三多，牙龈肿痛，面赤唇红，皮肤痈疡频生，大便干结，脉数有力，温清饮即解毒四物汤主之。

手少阳三焦气阻血瘀，糖尿病足部溃疡，疮面青黑久治不愈，医者束手，血竭研末调麻油外敷神效，考血竭乃生肌玉红膏主药，故治验多多，切勿以中医为小道视之也。

义按：考糖尿病或因运气之不齐，时代之变迁，生活习惯之不同，而症情有异。糖尿病古来以三消论治，但今已演变为脏腑辨证与气血察机。盖得益于改革开放和工业革命，人民生活日益改善，故食肥甘厚味者多，体力劳动日少，营养过剩，而多糖尿病、痛风等富贵病，糖尿病之名应改为"糖血病"实更合理。况当今糖尿病患者以中、老年为多，其脏腑功能退化，三焦气弱，气血失调者多，所病脏腑已从以前的肺脾肾三脏发展到肺脾肾心肝五脏。心火克金致肺燥阴虚，肝木犯土致七情郁结者亦多矣。若证型有气阴两虚，阴虚火旺，气血两虚，络脉瘀阻，阴亏及阳为多，总之以气阴两虚，血毒瘀阻，脾肾两亏为主，宜辨证综治之，突出气血辨证，重点和血去瘀。若气病宜辨虚实，血病须别寒热，调气在理血之先，补气在养血之前，注意气机之升降出入，明辨脏腑之体用虚实，前贤施今墨降糖之对药，祝谌予组以成方。以黄芪对生地黄，主治气阴两虚；苍术对玄参，健脾润燥；葛根对丹参，通经活脉，深得治糖尿要领。愚以为口渴加乌梅、天花粉，生脉加麦冬、五味子，肾虚者加山茱萸、怀山药，脾湿者加茯苓、白术，若血糖不降者加人参白虎汤，尿糖不降者加茅根、车前子、泽泻，多食善饥者加玉竹、熟地黄，燥热者加黄连解毒，大便干结者加归、芍、首乌、麻子仁，便结甚者加调胃承气汤，皮肤痒者加苦参、蒺藜、地肤子，下肢水肿者加防己、草薢、茯苓，高血压者加双钩、石决明、牛膝。临证加减，贵在变通。

手少阳病解时在寅卯辰，则病发时在申酉戌。按传统哲学五行干支同相，故时、地同用。

附一　叶香岩《外感温热篇》摘要

（一）温邪上受，首先犯肺，逆传心包。肺主气属卫，心主血属营，辨营卫气血虽与伤寒同，若论治法，则与伤寒大异也。

（二）盖伤寒之邪留恋在表，然后化热入里，温邪则热变最速。未传心包，邪尚在肺，肺主气，其合皮毛，故云在表。在表初用辛凉轻剂，挟风则加入薄荷、牛蒡子之属，挟湿加芦根、滑石之流，或透风于热外，或渗湿于热下，不与热相搏，势必孤矣！

（三）不尔，风挟温热而燥生，清窍必干，为水主之气不能上荣，两阳相劫也，湿与温合，蒸郁而蒙蔽于上，清窍为之壅塞，浊邪害清也，其病有类伤寒，其验之之法，伤寒多有变证，温热虽久，在一经不移，以此为辨。

（四）再论气病，有不传血分而邪留三焦，亦如伤寒中少阳病也。彼则和解表里之半，此则分消上下之势，随证变法，如近时杏、朴、苓等类，或如温胆汤之走泄。因其仍在气分，犹可望其战汗之门户，转疟之机括。

（五）且吾吴湿邪伤人最广，如面色白者，须要顾其阳气，湿胜则阳微也，法应清凉，然到十分之六七，即不可过于寒凉，恐成功反弃……又有酒客里湿素盛，外邪入里，与湿相合。在阳旺之躯，胃湿恒多；在阴盛之体，脾湿亦不少，然其化热则一。热病救阴犹易，通阳最难，救阴不在血，而在津与汗，通阳不在温，而在利小便，然较之杂证，则有不同也。

（六）大凡看法，卫之后方言气，营之后方言血，在卫汗之可也，到气才可清气，入营犹可透热转气，如犀角、玄参、羚羊角等物。入血就恐耗血动血，直须凉血散血，如生地黄、牡丹皮、阿胶、赤芍等物，否则前后不循缓急之法，虑其动手便错，反致慌张矣！

又叶香岩《三时伏气外感篇》云：

（一）春温一证，由冬令收藏未固，昔人以冬寒内伏，藏于少阴，入春发于少阳，以春木内应肝胆也。寒邪深伏，已经化热，昔贤以黄芩汤为主方，苦寒直清里热，热伏于阴，苦味坚阴，乃正治也。知温邪忌散，不与暴感门同法。若因外邪先受，引动在里伏热，必先辛凉以解新邪，继进苦寒以清里热，况热乃无形之气，时医多用消滞，攻治有形，胃汁先涸，阴液劫尽者多矣！

（二）风温者，春月受风，其气已温，《经》谓春病在头，治在上焦。肺位最高，邪必先伤，此手太阴气分先病，失治则入手厥阴心包络，血分亦伤。盖足经顺传，如太阳传阳明，人皆知之，肺病失治，逆传心包络，人多不知者。

（三）夏为热病，然夏至以前，时令未为大热，《经》以先夏至病温，后夏至病暑。温邪前已申明，暑热一证，医者易眩。夏暑发自阳明，古人以白虎汤为主方。后贤刘河间创议，迥出诸家，谓温热时邪，当分三焦投药，以苦辛寒为主，若拘六经分证，仍是伤寒治法，致误多矣……张凤逵云：暑病首用辛凉，继用甘寒，再用酸泄酸敛，不必用下。可称要言不烦矣。

（四）秋深初凉，稚年发热咳嗽，证似春月风温证，但温乃渐热之称，凉即渐冷之意，春月为病，犹是冬令固密之余，秋令感伤，恰值夏月发泄之后，其体质之虚实不同。但温自上受，燥自上伤，理亦相等，均是肺气受病。

至吴瑭在《温病条辨》中引用《黄帝内经》条文十九节，亦取法乎病机十九条之义也。确对于"温病"颇具代表性也。吾现引录吴氏温病条文于下：

（一）温病者：有风温、有温热、有温疫、有温毒、有暑温、有湿温、有秋燥、有冬温、有温疟。

（二）凡病温者，始于上焦，在手太阴。

（三）太阴之为病，脉不缓不紧而动数，或两寸独大，尺肤热，头痛，微恶风寒，身热自汗，口渴，或不渴而咳，午后热甚者，名曰温病。

（四）太阴风温、温热、温疫、冬温，初起恶风寒者，桂枝汤主之；但热不恶寒而渴者，辛凉平剂银翘散主之；温毒、暑温、湿温、温疟，不在此例。

（五）太阴风温，但咳，身不甚热，微渴者，辛凉轻剂桑菊饮主之。

若陈平伯《外感温病篇》云：

风温为病，春月与冬季居多，或恶风或不恶风，必身热、咳嗽、烦渴，此风温证之提纲也。

至若薛生白《湿热病篇》云：

"湿热证，始恶寒，后但热不寒，汗出，胸痞，舌白，口渴不引饮。"此亦湿热证之提纲也。

义按：上述四者，乃对温病学有真知灼见和大贡献者，实乃医师之贤良者也。

附二　手十二经病案治验录

病案1　手太阴病凉燥，杏苏散（风寒伤肺）

陈某，36岁，大埔寮村人。秋风萧瑟，夜暮纳凉，感寒致病。请余诊治。自云晨起即咳嗽、痰多、流鼻水、肌体酸重。诊得脉浮带滑缓，脉证合参，乃感冒风寒，肺如钟，撞则鸣，咳嗽乃病位在手太阴肺。痰多流鼻水，肌体酸重，病性乃感冒风寒。处方杏苏散三剂，病机解而诸证除。

杏仁 15 克，苏叶 15 克，半夏 10 克，陈皮 15 克，甘草 6 克，川茯苓 15 克，桔梗 10 克，枳壳 10 克，前胡 10 克，荆芥 10 克，生姜 3 片，大枣 3 枚。薄荷 6 克后下。水五碗，煎两碗，分温服，六小时一次。

义按：杏苏散是统治手太阴肺伤于风寒而咳嗽之名方，方中杏、苏、荆芥解表散寒，二陈汤去痰止呕，桔梗、前胡、薄荷宣上通下，寒去嗽除矣！虚人外感加人参即参苏饮之大意，有痰喘史者，"姜细味一齐烹"，"痰热者蒌芥苏三子加"，"更甚者加芩栀"，"久咳者，二母加"。

病案 2 手太阴病温燥，桑杏汤（燥热伤肺）

李某，33 岁，志古寮村人。时在深秋，燥气加临，蕴热在肺，夜热咳嗽，痰微黄难咯，鼻干舌燥，脉浮数，低烧。病位在手太阴，燥热在胸肺，乃温燥之病。

处方开桑叶、杏仁以开肺气，以沙参、贝母润肺止嗽，用栀子豉汤清肺热去胸中烦满，使以梨皮之清润，服药三剂而病愈矣！

桑叶 15 克，杏仁 15 克，沙参 15 克，浙贝母 10 克，山栀子 10 克，豆豉 10 克，梨皮 15 克。

上药用水五碗煎二碗，分温两服。

病案 3 手太阴病风热，桑菊饮（风热伤肺）

李某，28 岁，志古寮村人。时在初夏，风热肆虐，病肺热咳嗽，头痛，发热，目红，舌红苔黄，汗出口渴，溺赤。病机眼目为发热咳嗽，病位在手太阴，病证属风热，热在肝肺，诊得脉见浮数，脉证相符，皆热邪为患，处方桑菊饮加味。

桑叶 15 克，菊花 15 克，杏仁 15 克，连翘 10 克，芦根 10 克，甘草 10 克，桔梗 10 克，薄荷 10 克，石膏 30 克，知母 10 克。水煎，如上述煎服法。

二诊，饮药之后，热退嗽轻，尚见唇红干，以素体阴虚，再作竹叶石膏汤，减半夏加花粉。病遂愈矣。

病案4　手太阴病热毒喉痛，银翘散（清热解毒）

李某，28岁，志古寮村人，发热喉痛，口渴唇红，舌苔黄，脉大而数，咳声重浊，头痛。四诊合参，病乃热毒壅盛之喉痛（上呼吸道感染），喉肿、发热、脉数，病位在上焦，病性属实热。处方银翘散加栀子、黄芩：

金银花15克，牛蒡子15克，竹叶15克，淡豆豉15克，荆芥15克，连翘15克，芦根20克，薄荷10克，桔梗10克，甘草10克，山栀子10克，黄芩10克。煎服法如上述。

义按：上述桑菊饮、银翘散二方为时病方，开方的人多，效亦确切。以二方作比较，共药为连翘、芦根、薄荷、甘草、桔梗，相异的是桑菊饮多桑叶、菊花、杏仁，银翘散多金银花、牛蒡子、竹叶、荆芥、豆豉，桑菊为辛凉轻剂，银翘为平剂，桑菊为清肝泻肺，银翘多清热解毒，解表清热毒都比桑菊力强。桑菊加白虎清阳明，银翘加栀芩泻火毒，亦各有深意也。

病案5　手太阴病风燥证，止嗽散（风燥伤肺）

陈某，新寮村人，32岁，干咳已二月，百药不效，喉痒口干，舌燥脉滑，咳声重浊。证似热不热，似寒不寒，虚实难辨，西医称为过敏性咳嗽，实验室检查无病，或称喉癣，究其实，药宜辛润和平，方即止嗽散，自有良效，屡试皆灵。

桔梗10克，紫菀10克，荆芥10克，百部15克，陈皮10克，白前10克，甘草10克，生姜3片。水煎服。

二诊，服药后，咳嗽已大大缓解，"宜将剩勇追穷寇"，再加桑叶、杏仁、麦冬、浙贝，病日向愈。后介绍多人来诊，知方虽平淡，效实神奇矣！

病案6　手太阴病风湿，麻杏甘薏汤（风湿）

李某，久卧湿地，关节酸痛，舌白微咳，鼻塞身重，来吾处诊治，诊得两下肢前面和膝盖酸痛，运动障碍，脉浮而缓，显是风湿为患，处方麻杏薏甘汤加升麻、苍术、防风、桑枝、防己。

二诊，关节疼痛大为好转，颇为意外的是多年反反复复的鼻炎亦大为好转，关键是在抓住病机，湿为主，效不更方，再开三剂而愈。

病案 7　手太阴病暑热，新加香薷饮（暑湿）

张某，32 岁，大埔寮村人，暑月伤湿，身重微咳，发热无汗，舌红苔白，大便黏臭，医者审是外感暑湿，作三物香薷饮加杏仁。服后汗出，身重解，但却变生郁热，舌苔黄，脉数，尿黄赤。病者以为病进，请余诊治，余诊毕曰：暑者阳邪也，阳加于水则为湿热也，况暑令蕴热素盛。前医抱先表后里原则，开三物香薷饮，亦属对证，但只顾湿而忘火热，大便黏臭无出路，因开新加香薷饮加黄连，处方如下：

香薷 10 克，白扁豆 10，厚朴 10 克，金银花 10 克，连翘 10 克，黄连 6 克。三剂而愈。

病案 8　手太阴病湿温，三仁汤（湿温）

张某，26 岁，夏日插秧，暑蒸湿郁，发热汗出，溺赤，头痛，呕逆，热不为汗出而衰，湿邪弥漫，舌白厚腻，显为湿邪泛滥，湿中含热，迁延难愈。前医见热高，故只注重热而忘湿，作银翘散加栀芩，他医又作柴葛解肌汤，皆无效果，请余诊治。

余曰，此病病机，全在一湿字，白厚腻苔，乃此病眼目及特证，热伏于湿内，故难捣黄龙府，处三仁汤如下：

杏仁 10 克，白蔻仁 10 克，薏苡仁 20 克，厚朴 10 克，半夏 10 克，白通草 6 克，滑石 20 克，竹叶 10 克。水四碗煎二碗，早晚分服。

病者言，服药后厚腻苔顿觉沙沙而化，此皆三仁之功也。

病案 9　手太阴病温疫证，甘露消毒丹（温疫）

张某，18 岁，大埔寮村人，感染温疫时邪，喉痛口渴，咳嗽，颐肿咽痛，发热怠倦，胸闷腹胀，四肢酸楚，舌苔厚腻带黄，小便短赤，脉象弦滑。前医见咽喉肿痛，脉弦苔黄，小便短赤，以为咽喉炎，邪热壅盛宜凉，开银翘散加栀芩，药开三剂，鲜有所效。请余诊治，诊毕吾曰：我人处吴粤水湿之地，热蒸湿郁，湿乃病之大本与眼目，唯湿去则热孤，厚腻苔又乃湿浊特征。吾故开甘露消毒丹三剂，通行三焦，湿热清而疫毒除，此叶天士之良法也。

白蔻仁10克，藿香10克，茵陈10克，黄芩10克，连翘10克，枇杷叶10克，射干10克，薄荷10克，滑石10克，石菖蒲10克，木通10克。水四碗煎二碗，分服，药渣再煎一次服。

方用射干、薄荷、黄芩、连翘以清上，白蔻、藿香、茵陈、枇杷以化中，滑石、木通、石菖蒲以渗湿，则疫毒湿浊清矣。

病案10　手太阴病肺家风热，麻杏甘石汤（肺热）

李某，26岁，志古寮村人，两天前突发恶寒发热，咳嗽，咳时胸微痛，汗出而喘，苔黄，脉数。

西医诊断为大叶性肺炎，用抗生素效甚微，请吾诊治。吾以为既是中医诊断，就不再加入实验室数据，以示中医之简明扼要。

四诊合参，乃风热郁肺，热饮阻肺。

处方：麻杏甘石加金银花、牛蒡子、芦根、桔梗各10克，辛温化饮以通肺气，辛凉以清肺热，方开三剂。

复诊，服药后燎原之风火得息，效不更方，再服药三剂而愈。

义按：此病针对病机眼目，用麻杏甘以发饮邪，用石膏以清肺热，一宣一清，故饮热清而病立瘥。思此病关键，乃湿郁热蒸，故呼吸急迫，看似危险，实肺气不通也。用麻杏甘温肺饮，饮去则热孤，再加石膏以清肺热，温清兼济，则病瘥矣。实无必要谈"肺炎"而色变。仲景云"汗出而喘，无大热"，故非热毒壅盛，只宜辛凉轻宣则肺闭可宣也。

病案11　手太阴病热毒结胸，小陷胸合栀子豉汤（肺痈）

李某，18岁，志古寮村人，病恶寒发热，胸痛痞满，渴欲凉饮，得水则呕，溺黄大便硬，舌苔黄燥，脉滑数有力，病发三日，请西医打抗生素针，只见小效，迁延时日，痰热内蕴，咯痰黄赤，热阻中焦阳明，病位在胸肺，病性属痰热内结，处方如下：

黄连10克，半夏10克，全瓜蒌20克，山栀子10克，豆豉10克，金银花15克，黄芩10克。水五碗煎二碗，分温日二次服，药渣再煎，三剂。

复诊，邪热得以控制，胸肺疼痛减，咯痰较易，再开三剂。

三诊，各症均减弱，脉数乃去，痰亦大减，胸按之不痛，原方再加薏苡仁30克，冬瓜子20克，病才痊愈。

病案12 手太阴病肺痈，千金苇茎汤（脓胸）

李某，28岁，志古寮村人，病咳嗽喘促胸痛，已六七日。症见身热，气急，胸闷，舌红苔黄，溺赤，便硬，咳出腥臭脓液，脉滑数有力。请西医诊断为脓胸，而且脓已成，请余诊治。余曰胸痛痰稠，病位在肺，属气营两燔，脓成毒泄，用抗生素已太慢，故嘱暂停抗生素治疗，处方开千金苇茎汤加金银花、蒲公英、鱼腥草、黄芩，桔梗甘草汤以排脓，三剂。

复诊，诸症好转，胸痛减弱，腥臭痰减少，再开三剂加瓜蒌皮以宽胸，瓜蒌仁以滑痰。

三诊，病者见效甚快，但人见疲累，讲话气短，行动乏力，方中减去银花、公英、腥草清热解毒之品，加黄芪20克以补气，再服三剂，病遂向愈。

义按： 上三方乃肺炎（肺痈）治法三个时期，第一方麻杏甘石汤乃肺炎早期介于卫与气分之间，故用麻杏甘通肺气，散黄水，用石膏清肺热阳明气分，温清兼济，方药已得中和之性，而非是白虎汤、黄连解毒汤以偏制偏之方法，方以中和模式输入人体，已是得道多助，药到功成了。

第二方乃肺炎热毒壅盛期，故用小陷胸汤黄连苦燥直折里热，用瓜蒌宽胸滑痰，半夏化痰散结，用枳实栀子豉汤清三焦气分之火。

第三方用千金苇茎汤加味，清热透脓，祛湿破瘀，合桔梗汤以排脓，或加瓜蒌、浙贝解毒宽胸则脓胸痊矣！

病案13 手太阴足太阴合病湿浊壅盛，藿香正气丸（湿浊）

陈某，43岁，新寮村人，外出旅游，水土不服，感伤瘴岚不正之气，恶寒、咳嗽、呕逆痰吐，脘腹胀满，舌白苔厚，泄泻。途中请西医急诊，诊为急性胃肠炎，治疗无效。回家请吾诊治，诊得脉见濡缓，乃正气本虚，胃肠紊乱，病位在脾肺，病性属湿浊，因投以芳香辟秽、化湿涤浊之藿香正气散即立竿见影。处方：

藿香 10 克，苏叶 10 克，生姜 3 片，大枣 3 枚，苍术 10 克，厚朴 10 克，陈皮 10 克，甘草 10 克，半夏 10 克，茯苓 10 克，白芷 10 克，桔梗 10 克，腹皮 10 克。水四碗煎两碗，分温两服，二剂。

方用藿苏姜枣芳香化湿解表，平胃散止呕止泻，二陈汤化痰湿，再用白芷桔梗腹皮以止痛则病愈矣！

病案 14　手足太阴脾肺合病暑湿气虚，清暑益气汤（气虚湿盛）

陈某，28 岁，新寮村人，伤暑，低热头昏，四肢困倦，神疲懒言，疲倦程度连驱蚊之力都没有，胸闷气短，不思饮食，舌苔白厚，便溏身重，口渴自汗，小便短赤，脉虚弱。病者以为体虚须补液，请西医输液，越输越重，气更虚，请吾诊治。

病机分析，病位在手足太阴，脾肺气虚，病性属暑湿，治宜培元益气，祛暑化湿，方用东垣清暑益气汤，一剂知，二剂已，复诊效不更方，再开二剂而病愈矣！

方用生脉散补手太阴肺气，用四君子汤补足太阴脾气，用黄芪补脾肺之气，合当归能补气血，用二妙散以清暑祛湿，用青陈皮、神曲、泽泻以行气祛湿，升麻、葛根以升阳明清气，药虽多而不滥。

病案 15　手厥阴病心包热炽，清营汤（气营两燔）

李某，35 岁，志古寮村人，农忙数天，烈日煎烁，致发热汗多口渴，背部红斑成片，热毒壅盛，舌红溺赤，头痛呕逆，请西医诊治输液，打抗生素，未见好转，请吾诊治，诊得脉细数。吾曰：细乃营阴伤，数乃热气盛，热邪煎烁营阴，则水涸血热，血热则斑疹成片，热炽则头痛，舌绛神昏，故方开清营汤主之。

金银花 15 克，连翘 15 克，黄连 10 克，竹叶心 10 克，牡丹皮 10 克，水牛角 15 克，玄参 15 克，生地黄 20 克，麦冬 15 克，二剂。

二诊，服药热稍退而神志清，津液润而口不渴，再作两剂。

三诊，斑疹退而神遂和，去黄连、丹皮加石膏以清余热，再开三剂而病愈。

病案 16　手太阴手厥阴合病，加味白虎汤（肺性脑病）

李某，15岁，志古寮村人，病发热至三四天，咳嗽痰稠，咯痰难出，呼吸急迫，舌红苔黄，溺赤便硬，头痛面红，继之抽风，口噤，直视，病家大惊，请吾诊治。

诊得脉弦，属肝风肺热之病，病位在手太阴兼手厥阴，病性属风热。治宜清肝化痰之品：清金而肝风止，泻肝而肺热平。处方如下：

石膏40克，知母15克，甘草10克，金银花15克，桑叶15克，菊花15克，川贝母10克，芦根20克，僵蚕10克，天竺黄6克，竹叶心15克，桔梗10克。二剂。水四碗煎二碗，分三次服，日二夜一服。

先冲服羚羊角散0.5克，一天一次。

二诊，得羚羊角而肝风息，清肺热而热稍除，唯咳嗽依旧，再作两剂。

三诊，服药后热减而嗽增，乃痰浊阻塞肺窍所引起，再加瓜蒌以宽胸滑痰，再作两剂，静心调养，饮食清淡自日见康复。

病案 17　手厥阴暑热温疫，加味白虎汤（肺性脑病）

李某，55岁，志古寮村人，岁火，流行感冒多，加熬夜积火，嗜酒厚味，将养失宜，又不寻医，蕴热暴发，高热41℃，如笼之熏蒸，头痛欲破，呕逆，热毒壅盛，大便如热酱般，背斑疹成片，三焦火盛，舌红苔黄，口苦口臭，秽热难闻。时吾被聘为该村医生，请吾诊治。诊得脉沉弦滑数，与证相符，乃气营两燔，心胃火盛，三焦毒壅，郁火横流。治法：当清气凉血解毒，使手厥阴之火毒外泄。处方：清瘟败毒饮。

水牛角30克，生地黄30克，牡丹皮20克，赤芍20克，石膏100克，知母20克，甘草10克，黄连18克，黄芩20克，山栀子20克，竹叶30克，玄参20克，连翘20克，桔梗20克。水六碗煎三碗，分三次服。

方用白虎汤以清阳明气分之热，栀芩连清心胃之火，犀角地黄汤以凉血解毒，余药玄、翘、竹、桔，清心开提。

二诊，诸多凉药围剿，燎原之火仅小退，头痛、大便依旧，因加大黄、滑石通利二便。

三诊，服药后，便通热解，舌绛加深，火退阴伤，加麦冬 20 克。二剂。

四诊，热退津伤，余火尚存，去大黄加沙参 20 克，再开二剂而病向愈。

病案 18　手厥阴病脑风痰厥，小柴胡二陈汤（脑结核）

陈怡贞之妻，45 岁，新寮村人。病已数月，似痴似呆，重时昏迷痰厥，潮热，呕逆，食不入，呈重病容。诸医束手无策，欲住院缺钱，亲邻已拟捐钱准备后事。因是同乡，其亲人请吾往诊，诊得脉见沉滑细数，舌见灰黑色带滑，灰黑舌乃痰迷之证，沉滑细数乃肝风痰湿，问有眩、苦、呕。症见潮热，心烦喜呕，默默不欲饮食，属小柴胡汤证，呕逆痰迷属二陈汤证，乃处方小柴胡二陈汤加僵蚕、胆南星、川贝母、百部，服药两剂，诸症大见改善，然吾终觉有病重药轻之感。时毛主席倡中西医结合，从传染病学上考虑，吾知道病者对门曾经住一肺结核患者，加上此时有神迷、潮热二症，很可能已染上脑结核。自学知雷米封（异烟肼）能透过血脑屏障，因加高渗糖推注，再加能量合剂静滴，用药十多天，神清能食，乃验证"以治无过，以诊则不失矣"，治疗没过错，诊断就正确。因嘱病者全程必服抗结核药，中药则用上述柴陈汤为基础加减辨证施药，后十多年追访尚健在。

病案 19　手厥阴病风眩心包气弱，半夏天麻白术汤（气虚风眩）

陈某，男，43 岁，新寮村人。平素脾虚湿盛，风眩突起，天旋地转，动则更甚，呕逆，身无寒热，亦无高血压史，面色青白，舌滑苔厚，小便清长，大便溏泄，请余诊治。诊得脉见沉弦而缓，沉乃病在里，弦乃虚风动，缓为心包气弱，痰厥攻脑，现代医学所谓梅尼埃病也，中医辨证，病位在心脑，病机在痰湿，病性属虚风，水湿去则风定，处方：半夏天麻白术汤。

天麻 10 克，党参 20 克，北芪 20 克，茯苓 20 克，白术 20 克，炙甘草 10 克，陈皮 15 克，半夏 15 克，苍术 15 克，黄柏 10 克，泽泻 30 克，干姜 10 克，神曲 10 克，麦芽 20 克。

水五碗煎二碗，分二服，复渣夜服，二剂。

方中以天麻祛风去眩为君，参芪苓术草补心包脾气，苍柏清湿热，泽泻利水，干姜温阳，神曲、麦芽消食积，病向愈矣！

复诊眩呕止而心气正，效不更方，再开三剂，病遂痊愈。

病案 20　手厥阴病瘿肿，三才生脉消瘰方（甲亢）

吴某，女，30 岁，珠海人，瘿肿（甲亢），口渴多汗，多食善饥，心烦易怒，心率增快，神经反射亢进，手颤眼突，属阴虚阳亢型瘿肿。请西医诊治，云是内分泌失调之病，开他巴唑和丙基硫氧嘧啶药片，只有小效，症情未减，因请吾诊治。诊得脉见弦细数，弦乃厥阴风木盛，细乃心阴虚，数乃生内热，煎熬津液，形体瘦削，此病须先滋阴降火，阴充而肉聚，处方：三才、生脉、消瘰方加味。

天冬、生地黄、人参、麦冬、五味子、浙贝母、牡蛎、玄参、百合、知母、芍药、甘草、夏枯草、海藻、天花粉、瓜蒌。

方取三才汤，生脉散滋阴复脉，消瘰丸夏枯草、海藻、瓜蒌、天花粉散瘿破结，百合知母芍药甘草汤清心平肝而甲亢除。

此方曾先后治愈吴氏姐妹等数位患者，因立病案以志之。

病案 21　手厥阴病斑疹，消斑青黛方（斑疹）

杨某，男，35 岁，珠海人，病感冒发热，面红目赤，头面红斑成片，肩背红疹多多。请西医诊治 5 日，予抗生素及激素，小效，病急求中医，请吾诊治。诊得脉见细数，细乃血虚，数乃血热，舌红少津，大便干结，小便黄赤。病位在心包，病性属血热，乃开消斑青黛原方。

青黛 10 克，山栀子 10 克，黄连 10 克，牛角 20 克，知母 10 克，玄参 15 克，生地黄 15 克，石膏 40 克，柴胡 10 克，党参 10 克，甘草 6 克，二剂。

复诊，服药已，热稍退，红斑淡，宜将余力追病魔，前方去人参、柴胡，加丹皮、紫草。

三诊，热退身凉，遂用凉血解毒以善后。

病案22　手少阴病心烦不眠，黄连阿胶汤（心烦不眠）

张某，男，36岁，大埔寮人，因生意场中失败，心烦，不得卧，请吾诊治。诊得脉细带数，细乃心血少，数乃虚火盛。考失眠有心阴虚、心阳虚之别，此病关键在一"烦"字，烦乃"火"字旁，反复思虑则心火亢盛，煎熬肾水，则阴虚火旺矣！病者无多证，医者宜追求。问及大便，病者云大便黏滞，有里急后重感，诊舌红而有破损，乃心火上炎，病位在心，病性火热伤阴，治宜清滋，清能泻火，滋能填枯，乃开《汤液经》小朱雀汤，即仲景黄连阿胶汤。

黄连12克，黄芩3克，芍药6克，鸡子黄2枚，阿胶6克。

水五碗煎二碗，去渣，内胶烊尽，小冷，内鸡子黄搅令相得，温服七合，日三服，二剂。

二诊，服后即见奇效，当晚即可小睡，效不更方，再开二剂而病痊。

病案23　手少阴病心胃痛，半夏泻心汤（心胃痛）

张某，男，26岁，大埔寮村人。胃痛数月，X线片显示胃溃疡，服西药阿莫西林、法莫替丁无大效，乃求吾诊治。诊得脉带虚数，虚为中气弱，数乃胃有火，致上下痞满，舌润苔白，呕吐酸水，饥时痛剧，大便呈泥状，迁延难愈，乃给予半夏泻心汤。处方：

半夏10克，黄芩10克，党参10克，干姜10克，黄连3克，炙甘草6克，大枣5枚。水四碗煎两碗，分二次服。因病属慢性，病程长，故方开五剂，日一剂。

二诊，服药已，痛胀大减，因呕吐酸，故加乌贼骨10克。

三诊，诸症好转，唯大便黏臭，加大黄3克，所谓腑宜通，即是补，通则不痛矣！再开五剂。

四诊，腑气已通，腐秽下行，再开五剂，病向愈矣。

病案 24 手少阴病胸痹，加味瓜蒌薤白汤（胸痹）

张某，男，58岁，大埔寮村人。病者心痛近一年，心痛彻背，背痛彻心，痛不得卧，痛时气结在胸，痛苦无奈。经医院 CT 检查，诊为冠心病，治疗数月无效，请吾诊治。诊得脉弦带滑，弦乃心痛盛，滑乃痰闭重，病位在心，病性在气，盖气为血帅，气行而痛止，西医不悟此理，只治血，通血管，故效甚微也。对证下药，因开《汤液经》大补心汤，所以开胸去结除痰。处方：

全瓜蒌20克，薤白15克，半夏15克，厚朴15克，枳实15克，肉桂15克，另加白酒30克入药煎，水四碗煎二碗，分服，三剂。

方用瓜蒌宽胸，半夏涤痰，薤白开结，肉桂通心阳，枳实、厚朴行气，气行而痛止。

二诊，心痛改善，气行血畅，则宜兼治血，另加丹参30克，古人所谓一味丹参，功同四物。

三诊，痰闭开而心胸宽，再开三剂以善后。

病案 25 手少阴病中风，小续命汤（脑血栓）

吴某，68岁，时在寒冬，北风怒号，是夜天气乃几年最寒，其住屋又空旷，更增寒感，是夜子时，病者烦躁难言，呼子媳交代后事。未几语言蹇涩，神昏蒙，手足偏瘫，现代医学云是脑血栓，凶险未卜。其子也认可年老无甚希望，唯尽人事而已。请吾诊治，诊得脉弦缓，时见结代脉，吾曰：此病虽凶险，但孙思邈患此病，曾用"续命煮散"而延年，此病乡村甚多，可治甚众，病者家属，赞同一试，吾先用银针针百会、内关、合谷、曲池、肩髃、绝骨、阳陵泉、环跳。后开小续命汤，并解释曰：方以参附汤回阳救逆为君，麻黄汤辛温发汗为臣，一补一发，防风、防己以祛风胜湿，川芎、白芍以调节血管，黄芩清诸经浮热，生姜五倍于诸药以温养血脉，能大剂量，日三四服更妙。所谓"中医不言之秘在量"，可谓要言不烦。

复诊，诸症转轻，病情好转，以后日针一次，方药照服，调治经月向愈。若能加虫类药搜逐则效更快。

义按： 用小续命汤救治脑血管意外，乃我晚年心得。人为血气之躯，针对病机，治疗要在气血流通。中医"中风"一词常为现代医学诟病，云显是血栓或出血之病实，而不科学地称为"中风"，风何据也？其实中、西两种不同体系的理论，一个是从病因立论，一个是从血液结果立论，生前死后，岂可并论。此病案病因是中风伤寒之后，寒则血泣，血管收缩，血流阻滞，血管变窄，血流变慢，血管弹性变弱。中医是"治未病"，是治"污水管"未塞之前，现代医学是治"污水管"已塞之后，此小续命温阳发汗法可续命之道理也。

病案 26 手太阳病小肠积热，黄连导赤散（清小肠火）

张某，男，18岁，大埔寮村人。烈日之下奔波，小肠积热，头痛，发热，口干舌红，小便短赤热痛，请吾诊治。诊得脉数大，脉数乃积热，脉大乃病进，心移热于小肠，热渴，热痢，口腔溃疡，病位在小肠，病性属热，处方：黄连导赤散。

黄连10克，生地黄20克，木通10克，甘草6克，竹叶15克。

水四碗煎二碗，分温二服。三剂，每日一剂。

复诊，服药后热退身凉，诸症好转，唯舌见红绛，加麦冬20克，再开三剂，病遂向愈。

义按： 心不受邪，则唯有导赤散，引热同归小便中。经验显示，热病伤阴无死证，伤寒两感多危殆。阴经转阳病转轻，阳经转阴病情重。

病案 27 手太阳病三焦热盛，三石黄连解毒泻心方（三焦热毒）

王某，男，26岁，珠海人，病手太阳温病，高热神昏，舌红苔黄，大便干燥，小便黄赤，经西医治疗，迁延少效，请余诊治。诊得脉大而数，大乃病进，数乃病热，而西医擅长于抗菌消炎，而弱点就是对病毒性感染则少效。该病乃三焦热毒壅盛，故高热便结，溺黄赤，盖中焦不通，则邪热无出路，病位在手太阳三焦，病性属热毒，乃开三石黄连解毒泻心方。

滑石20克，石膏40克，寒水石20克，山栀子10克，黄柏15克，黄芩15克，黄连10克，大黄20克。

二诊，大便得通，邪热便有出路，神昏谵语便除，唯小便尚觉涩痛，叶天士云："救阴不在血，而在津与汗，通阳不在温，而在利小便。"今心移热于小肠故小便涩痛，再加导赤散于其间，而减大黄。三焦得通，津液得下，病遂痊愈。

病案 28　手阳明病寒湿，附子理中汤（胃寒泄泻）

陈某，男，28 岁，因外出遇雨淋，寒气冒犯身体，则生阴浊，金寒水冷，则病泄泻，时呕清水，大便溏湿，肌冷腹满，食不下，中寒生满病。某医诊治，见因雨湿而病泄泻，开藿香正气丸，亦不能说不对证，但服药二日，泄泻依旧，请余诊治。诊得脉见沉迟，盖体质素虚，沉为病在里，迟为肠胃寒，病机以寒为主，某医只治湿，所以未中病也。盖阳明属金，金寒则水冷，古人云胃实则肠中虚，此一阴一阳之谓道也。阳明者，阳尽阴生之地，手阳明病则为洞泄寒中，因开理中汤加附子，盖其人体质脏气本寒也。处方如下：

干姜 15 克，党参 15 克，白术 20 克，炙甘草 10 克，附子 20 克。

水五碗煎二碗，分温二服。

复诊，诸症改善，效不更方，再开二剂而泻止。

病案 29　手阳明病水泻，胃苓汤（水泻）

陈某，男，成人，因内食生冷，兼外出感寒，遂生泄泻，水样便，腹胀肠鸣，水泻日十数行，请西医诊治，云为防失水，必须补液，遂开糖盐液加抗生素静滴，焉知液为水湿之物，液越输水泻越多，乃请吾诊治。诊得脉沉而缓，沉乃病在里，缓乃湿气重，病位在手阳明大肠，病性属湿浊，乃开胃苓汤二剂，处方：

苍术 15 克，厚朴 15 克，陈皮 15 克，甘草 10 克，桂皮 10 克，泽泻 20 克，川茯苓 15 克，白术 15 克，猪苓 10 克。水四碗煎二碗，分温两服。

复诊，泻已大止，盖方以平胃散燥湿行气，五苓散温阳利水，水湿去则粪干。

义按： 陈修园云"湿气胜，五泻成，胃苓散，厥功宏"，已是抓到泄泻之本质。泻皆关于胃，聚于肠，而有寒湿与湿热之别。

病案 30　手阳明病肠痈，大黄牡丹皮汤（阑尾炎）

郭某，男，58 岁，客自蜀来珠海探亲，旅途劳顿或路上饮食不洁，翌晨住进旅店，右下腹即剧痛，其子载其往医院急诊，从晨至午，一大堆化验单，却未用药，疼痛难忍，来电告知。因是亲戚，故我远程操控，得知其病因未明，亦未用药就让其回家。着急之下，电令其回医院问个究竟，医院才说是阑尾炎，需住院做手术，其时恰医院无床位，就采取保守疗法，输液、抗菌常规治疗后，就让病者出院，回家后腹痛无改善，我因考虑医院既然可以用保守疗法，就证明不是阑尾炎穿孔之急腹症。问明病情后，即叫其子来我诊所拿中药医治。诊断病位在阑尾，病机所谓不通则痛也，处方大黄牡丹皮汤，因考虑其胃有宿寒，乃加薏苡附子败酱散再加治痈要药银花、皂角刺，皆大剂量，服药 5 个小时后，就大泻几次，痛即大减，其夜安稳，越明日，中药再开一剂，病遂向愈。其后有几位阑尾炎患者，不用开刀手术，皆用中药而愈。

病案 31　手少阳病三焦热实，大柴胡汤加味（胰腺炎）

龚某，男，35 岁，珠海人。平素喜食肥甘厚味，一夕饱食之后，上腹剧痛，食不下，烦呕，口苦，舌红苔黄，大便热结，三日未大便，三焦积热。请西医诊治，予抗菌消炎等治疗，未见好转，听人介绍，请吾调治。诊得脉弦数，弦乃少阳脉，数为三焦热，乃脉证相符，即现代医学之胰腺炎也，考病位在手少阳，病性属三焦热，因开大柴胡汤加金银花、蒲公英、白花蛇舌草、生麦芽各 30 克。

柴胡 33 克，大黄 30 克，黄芩 30 克，半夏 20 克，枳实 30 克，芍药 40 克，生姜 5 片，大枣 6 枚。水五碗煎二碗，分温两服。

方解： 方以柴胡开启手少阳枢机为君，大黄、黄芩清胰胆之火为臣，半夏降逆止呕为佐，使以枳实、芍药行气止痛，姜枣和中止呕，加味之药皆为清热解毒、夺关斩将之药。

二诊，服汤已，腹大泻，心胁痛止，排出秽浊黏臭大便。解剖书云胰管最终与胆总管合并，共同开口于十二指肠大乳头，证胰胆同治，少阳同根也。效不更方，再开两剂，而病痊愈。

病案 32　手少阳病三焦气虚，祝氏六味汤加味（糖尿病）

梁某，男，65岁，珠海人，平素饱食少运动，三焦气虚，多食、多饮、多尿，不知不觉瘦了十多斤，口渴汗多，身痒。请西医诊治，食西药则血糖降，停则血糖升。听说中药调补不反弹，乃闻名请吾调治。望诊见病者形消肉瘦，面色苍白，眼下见眼袋带黑色，一眼就知道为三焦气弱之病，诊得脉见虚数，色脉辨证，虽然病位在手少阳三焦，但病实与肺、脾、肾有关也，重点在理脾则糖自降，清肺则肾自兴，补肾则先天固。

药用施今墨对药，方用祝氏六味方，以黄芪对生地黄治气阴两虚；苍术对玄参健脾润燥；葛根对丹参通经活脉，诚能丝丝入扣也。鄙意以为再加人参、天花粉，可治消渴也，鸡内金、五味子皆降糖补肾之药，十味成方。晚上再加肾气丸或六味丸补肾固精，调理逾月，神清色润矣！并嘱其常运动以健筋骨，打太极拳以舒筋活络，再服药经月，血糖降而消渴除矣！此案例可为知识分子类病患开一立方用药之方向。

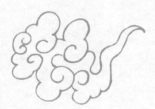

第二章 新撰汤头歌诀

第一节　新撰汤头歌诀前言

　　考伊尹作《汤液经法》，实食疗最高成就之总结，开方剂学之先河；张仲景作《伤寒论》，集理、法、方、药于一炉，得医圣、医祖之盛名，实千百万群众实践经验的总结。后世诸子，各展其才，壶药炼丹，经验之秘，乃为方传，其理化组合，科学严谨。不要说药味增减之变化，就是量变引起质变者比比皆是。病有万变，加减显灵活，辨证为用，庶保万全。请看经方第一桂枝汤加减变化之神妙，纯熟在心，庶可称为登堂入室。不过我欲正告初行医者，应尽可能守原方为妙，只有在弄懂原方原则之后，方可灵活。经方其能历数千年而疗效卓著，自有其组方严谨合理之所在，任意加减，既有损创方者之原意，自己也体会不到原方之精妙。余早年从医用某经方，本已显效，但贪速效，再添几味，而病反加重，殊不知方药经加减，其理化作用已改变。如以补中益气汤加熟地黄，则滞而不升；若苏子降气加升柴，则升而不降。临证之顷，宜认真体察，妙理自能心悟。另者特别要告诫初学医者切不要盲目中西合璧，因为合璧就分不清疗效谁是谁非，医者就不能获得原始经验，以后处病就昏昏而不能昭昭，后果就是昏而庸矣！

　　夫《神农本草经》载药有四气五味、升降浮沉之理，有单行相须相使相恶畏反之情，上中下三品，而有养性命、攻邪去毒之能。至方剂配伍有君、臣、佐、使及奇、偶、大、小之异，如此品种繁多，生物成分变化复杂，比现代化学不知要复杂几千万倍。所以中医只能凭千百万群众自身的体验和积累，才构成了中医的博大精深，才有了中医带徒的必要性的议题，才明白了中西医之分别。中医用人活生生的试验，远比西方小白鼠试验现实得多。医不三世，不为良医。故为医者须明经典，必通晓《黄帝内经》《神农本草经》《素女脉诀》，特别要研究《汤液经法》。说到汤液就不禁使我们想起商汤时代的伊尹，伊尹不只是名厨，而且是一代名相，而其名厨之《汤液经法》的名片远比名相的名片要大。从中医源流来看，《伏羲易图》和《神农本草经》是源，经伊尹等一大批贤良的发掘创造，才有了不可思议的《汤液经法》，这个流传几千年的中医宝藏，经张仲景的论广《伊尹汤液》，而成为《伤寒杂病论》。后人称为方家之祖，诚非浪得虚名。

太极拳十三势，掤、捋、挤、按、采、挒、肘、靠、进、退、顾、盼、定，所演绎的就是八卦五行阵。有悟于此，我在本书总结的十三类方就从汗吐下和温清消补八法和五脏辨证心肝脾肺肾入手。具体地说，从阴旦、阳旦大小方，从六神青龙、白虎、朱雀、玄武、勾陈、腾蛇大小方和五脏补泻大小方中立规矩，演绎出伤寒温病手足六经辨证体系古今方选，再从阴阳旦六神中各举出八方以为圭臬，脏腑辨证亦涵括在内。

俗话说汤头背熟，就能当半个医生，这话一点不假。我反复强调，背好汤头，一生不忘；不背汤头方歌就记不住方药证治，就胸无成竹，心无所据，更庸言体悟变化。从能背好汤头、检验汤头到创作汤头，达如此境界，方可为苍生大医。如对一有经验的老中医者言，一病当前，混沌之中，先辨阴阳而审表里，明寒热而知虚实，大脑计算机中自动浮出八方以供选择，通过反复比较，从八卦中归纳成四象与阴阳，如此反复分析综合，方为周全。再审天时，察地域、人为，整体观辨证。如从一简单感冒入手，辨非伤寒，审是温病，先察是风温、春温、温热、暑湿、湿温、伏暑、秋燥、冬温，大脑自动浮出桑菊、银翘、新加香薷、三仁、白虎、桑杏汤、清营汤、柴葛解肌诸汤，经反复筛选，自能选中主方，若汤头歌不熟，则心中无数，焉能选中良方。审病察机，定性、定位准确，自无犯虚虚实实之戒。

首先，它从桂枝汤的几十个方的加减变化中，探讨显示出有规律性的东西来，进行示范教育，在无常中探索出有常来；第二，"以易通医，以医通世"，从阴旦阳旦和六神（青龙、白虎、朱雀、玄武、勾陈、腾蛇）八个组方中筛选出八味主药递次进行加减组方。宇宙虽无常，但离不开阴阳四象八卦这个有常太极图，中医所谓开方就是开出方向性的药物来，方药虽众多，但离不开四性五味、升降浮沉之药理，所谓阴阳旦六神药方就是八卦六爻的代表。读医药首先从民间单方入手，这是基础，如《神农本草经》就是对单味药理研究的经验总结的最高成就。至《汤液经法》就是主要对二味至十味药组方的疗效研究的最高成就，它已不只是量变引起质变，而是两种以上不同质的药物和合之后的亿万变化。到了张仲景时代的《伤寒论》，药的本义、特义日渐式微，而被整理成带有普遍性的模式效应了。试查考一下《神农本草经》中桂枝汤五味药效的功用，是绝不会演绎归纳成太阳病中风的症候群的。麻黄汤和麻杏甘石汤同是四味药，加减替换仅一味，而寒热冰炭相反，这就是张仲景继承《汤液经》，在实践中把个别提高为一般的模式过程，此时的方药已是伟大革新过后的产物，此时整体观和辩证法就正式落根中医，中医的理法方药就变成不可分割的模式，其中酸涩冷暖医者自知，不烦赘述。远溯《汤液经法》，伊尹已把桂枝、麻黄、葛根、柴胡为君药的方剂提升为表证模式，把阴旦阳旦六神模式提升为系统八纲辩证的产物。

至何谓方药，方有东西南北方，因而有东南西北风之别，有风寒暑湿燥火之气。风气能生万物，亦能伤万物，风者百病之长也，正则养生，偏亢则伤体。中医所谓开方者，就是以偏制偏，以达到平衡的目的。开方就是开具有方向性的药物，如阴阳旦与六神大小方就为方向性的方药，治温用白虎之清肃，治寒用真武之温渗，得其宜矣。若东方实西方虚，泻南方补北方又为曲线救国之法，法外有法是为全法。

古人从阴阳八卦的和合变化中，一步一步地演绎总结综合分析。首先从阴阳旦六神大小方中精选出桂枝、黄芪、柴胡、黄芩、白芍、麻黄、石膏、知母、黄连、阿胶、附子、干姜、芒硝、大黄、枳实、厚朴、人参、甘草、生姜、大枣，进行"拉郎配"与"杂交"，观察其疗效和变化，记录在案，然后再反复实践认识，这就是一部波澜壮阔的中医药发展史。具体再举辛温之桂枝为例，其配伍有桂甘、桂麻、桂芍、桂苓、桂术、桂附、桂参、桂芪、桂桃等，体会其一加一等于二，和二合为一的道理法则。而分别有温阳、解表、利水、祛湿、回阳、培元、固表、化瘀之功。现以姜枣和营卫理气血为例，加甘草则为甘姜枣表方根，再加参则为参甘姜枣补方根，若桂甘姜枣则为阳旦方根，柴参甘姜枣为阴旦方根，则一切方剂变化都从此开始。再究《汤液经》五方五味二十五味药精表，以明五行互含之迹与五味变化之用，则方剂汤液配伍变化就昭然在心。若二味药之配伍则为一阴一阳之谓道，三味药之配伍则为禀三才之和合，若四味药之配伍则极尽君臣佐使之光辉。至五味药之配伍，是为五行全备，初学者习方剂或开方能于生数五味药中打下方剂变化之坚实基础，则后生不可限量矣！至六、七、八、九、十味药之成数和合变化则慢慢实践体会，依此而行，医道隆矣！

再者观张仲景经方二味药方剂有桂枝甘草汤、芍药甘草汤、甘草麻黄汤、大黄甘草汤、甘草干姜汤、干姜附子汤、栀子豉汤、栀子干姜汤、瓜蒌薤白汤、桔梗甘草汤等，汗下温清补泻已备矣！

若药之相须、相使者其合易，畏恶、相反者其和难，譬如连芩、栀柏、棱莪、桃红、附姜、硝黄俯拾皆是，若大黄附子、巴豆大黄、硝石硫黄剧毒峻烈之品，则宜小心矣！观金液丹中硫一味，半硫半夏与硫黄；若来复丹、黑锡丹皆与硫黄合也。若炼丹术汞硫之合、磁朱之和，金石之药，化合之烈，更宜谨慎矣！观现代之名医犹喜人参、灵脂之合，海藻、甘草之合，以标新立异，挑战权威者，实早已验其不死矣！故医者宜脚踏实地，大家都来参与这个化学大熔炉的工作，则汤液腾龙矣！

若三味药方剂，仲景有麻附甘、麻附辛汤，有四逆汤、通脉四逆汤，有调胃承气、小承气汤，大小陷胸汤、芍甘附汤、茵陈蒿汤、栀柏甘和栀枳朴数方，若呕之半夏干姜人参丸，小便难之归贝苦参丸，破血之下瘀血汤、大黄甘遂汤，脏躁之甘麦大枣汤等皆配合精彩矣！

至四与五味药，四象五行配合之大圆大满者触目皆是，请读者自查自悟，不必赘述矣！

现再提要之，仲景方剂配伍和合可为示范典型作用的方根，还有麻杏草、膏知草、连芩草、姜附草、苓术草、硝黄草。如黄连阿胶之清滋，大黄附子之温通，参芪桂草之补气，归芎芍地之和血，参苓术草之补气化湿，苓夏陈草之化痰消饮，六味地黄丸之补肾，皆可师可法，蔚为典范。

语渐及远，言归正传。医者自有入门处，历代名医辈出，莫不从《内》《难》二经及《伤寒》《金匮》吸收营养，读经典者理明于斯。惜《汤液》于汉后泯灭，幸得《辅行诀脏腑用药法要》问世，诚有助中医之振兴，为使经方妙意永存，因作新汤头歌诀于下，以助不忘。

新汤头歌诀排列次序，首先以木火土金水肝心脾肺肾五脏辨证为先，然后以阴阳旦、六神方八纲为用，最后归纳综合为八法即温清补泻燥润汗和。按古人方剂学八法为汗吐下和温清消补。余以为吐法法少方寡，故合于泻法门中；而下、消二法又有重合之嫌，因此不如统归于泻法门中而有利水、泄便、破瘀之别。至补法则有补肝、补心、补脾、补肺、补肾之分。且因为寒热而生燥湿之气，而有东南西北、春夏秋冬递生湿热燥寒之情，吾故以燥润列于八法之内而成汗、和、温、清、燥、润、补、泻，是为纲举目张矣。

第二节 《汤液经》歌诀

一、《汤液》阴阳旦六神小大方——十六方

义按："陶隐居曰：外感天行，经方之治，有二旦、六神大小等汤。昔南阳张机，依此诸方，撰为《伤寒论》一部，疗治明悉，后学咸尊奉之。"证《伤寒论》及《辅行诀脏腑用药法要》二旦、六神等方皆源于《汤液经》。据说《汤液经》乃商汤时代伊尹所作，《汉书·艺文志》方技略经方类记载有《汤液经法》十二卷（后世失传）。《针灸甲乙经》序云："仲景论广《汤液》，为十数卷，用之多验。"近经杨绍伊文字考证，证《伤寒论》乃《汤液经》原文与"仲景论广"和"仲景遗论"经王叔和撰集而成。是知《汤液经》者乃中医方术之源头也。特别是阴阳二旦、六神大小方及五脏补泻之方三十六法，实中医方术者所必须精读体会。

考阴阳旦六神方乃源于道家学说，道家学说则源于《易经》。君不见《周易·系辞》云："是故易有太极，是生两仪，两仪生四象，四象生八卦。"二旦六神八法实八卦之所演绎也，至乾坤生六子证就三阴三阳之产生。阴阳乘以三才是为"六爻"，证就了六经名实，奠定了"六经辨证体系的基础"。

考中医莫不和易学太极、阴阳、四时、五方与六气、七情、八卦相关联。充分证明了医源于易，证中医何一不从源头来？

《黄帝内经》云："地气上为云，天气下为雨，雨出地气，云出天气。"人身亦为一小天地。不论太极图亦好，中医理论亦好，都离不开

时间、空间与阴阳气化。而天一生水，龙能致雨，传说中龙能三栖，五行中唯水有气、液、固三性。离开水则无雷风云雨，则天地不能神其变化。观春三月，太平洋吹来东南湿润之风，正如诗云："春风又绿江南岸。"但早春之木，犹有余寒，东南水湿之气上升，碰到高空寒冷之气，故霆雨霏霏而下，淫为太过与不正之气，在人身体内自有喘嗽之作。龙能致雨，雨过则天晴，此小青龙汤之治也。夏三月，南面吹来炎热之风，故赤日炎炎，农夫挥汗如雨，腹内空虚，此朱雀汤黄连阿胶清滋之治也。秋三月，西北吹来凉燥之风，故暑湿尽除，此大小白虎之治也。冬三月，北方劲吹，天寒地冻，此玄武之治也，以补命火，解冻土，祛水湿，治厥寒。至若戊己土，藏于季末。如火盛则土干，而有大小承气、腾蛇之治。若外盛则内虚，故水冷土寒，而有理中、四逆、勾陈之治，若此阴阳四时、六气晦冥之变，有阴阳二君与六神之坐镇，则天清气和，阴阳平衡矣！

俗云："冬至一阳生，夏至一阴生。"阴阳胜复，故阳旦宜乎桂枝之治，阴旦宜乎黄芩之用，一为辛甘发散为阳，一为酸苦涌泄为阴。阴阳和而雨泽降，六神镇而六气平，此之谓也。

（甲）　　　　　　　　小（大）阳旦汤

　　　　　　小阳旦即桂枝汤，中风脉缓自汗康。

　　　　　　桂芍炙草生姜枣，温阳解表啜粥安。

　　　　　　小建中汤加饴芍，大阳旦汤参芪匡。

方义解要：

※ 小阳旦汤：即仲景之桂枝汤。

主治："治天行病发热，自汗出而恶风，鼻鸣，干呕者方。"

桂枝三两，芍药三两，生姜（切）三两，甘草（炙）二两，大枣十二枚。

上五味以水七升，煮取三升，温服一升。

※ 大阳旦汤：即仲景黄芪建中汤加人参。

主治："治凡病自汗不止，气息惙惙，身劳力怯，恶风凉，腹中拘急，不欲饮食，皆宜此方。若脉虚大者，为更切证也。"

黄芪五两，人参、桂枝、生姜各三两，甘草（炙）二两，芍药六两，大枣十二枚，饴一升。

上七味水一斗，煮取四升，去滓，内饴，更上火，令烊已。每服一升，日三、夜一服。

（乙）　　　　　　　小（大）阴旦汤

小阴旦即黄芩汤，芍甘大枣加姜匡。

发热下痢脉浮数，心烦呕恶一服康。

大阴旦主少阳病，小柴加芍寒热安。

方义解要：

※ 小阴旦汤：即仲景之黄芩汤加生姜。

主治："治天行身热，汗出，头目痛，腹中痛，干呕下利者。"

黄芩三两，芍药三两，生姜（切）二两，甘草（炙）二两，大枣十二枚。

上五味，以水七升煮取三升，温服一升，日三服。

※ 大阴旦汤：即仲景小柴胡汤加白芍。

主治："治凡病头目眩晕，咽中干，每喜干呕，食不下，心中烦满，胸胁支痛，往来寒热者方。"

柴胡八两，人参、黄芩、生姜各三两，甘草（炙）二两，芍药四两，大枣十二枚，半夏（洗）一升。

上八味，以水一斗二升，煮取六升，去滓。重上火，缓缓煎之，取得三升。温服一升，日三服。

（丙）　　　　　　　小（大）青龙汤

兴云致雨小青龙，麻桂杏草温散功。

大青龙汤化痰饮，姜细味夏现晴空。

麻桂芍草治寒表，小大青龙舞东风。

汤液伤寒名小异，经方之法实大同。

方义解要：

※《汤液经》小青龙汤：即仲景之麻黄汤（麻黄、桂枝、杏仁、炙甘草）。

主治："治天行，发热恶寒，汗不出而喘，身疼痛，脉紧者方。"

※《汤液经》大青龙汤：即仲景之小青龙汤。

主治："治天行，表不解，心下有水气，干呕，发热而喘咳不已者。"

（丁）　　　　　　　小（大）白虎汤

小白虎汤石膏知，甘草粳米四味扶。

壮热汗渴脉洪大，秋风吹来湿热除。

竹叶石膏大白虎，人参增减方名殊。

注： 仲景白虎汤即《汤液经》小白虎汤，若减去知母加竹叶、麦冬、半夏即大白虎汤，大白虎加人参即仲景竹叶石膏汤。

方义解要：

※《汤液经》小白虎汤：即仲景之白虎汤。

主治："治天行热病，大汗出不止，口舌干燥，饮水数升不已，脉洪大者方。"

※《汤液经》大白虎汤：即仲景之竹叶石膏汤去人参加生姜。

主治："治天行热病，心中烦热，时自汗出，舌干，渴欲饮水，时呷嗽不已，久不解者方。"

（戊）　　　　　　　小（大）朱雀汤

（歌一）

小朱雀汤滋心功，阿胶鸡子芍药宗。

黄连黄芩泻心火，痢去血止清滋中。

大朱雀汤参姜入，补虚泻实心血通。

（歌二）

黄连阿胶朱雀方，芍药黄芩鸡子黄。

参姜加入大朱雀，痢去血止心不烦。

方义解要：

※ 小朱雀汤：即仲景之黄连阿胶汤。

主治："治天行热病，心气不足，内生烦热，坐卧不安，时下利纯血如鸡鸭肝者方。"

※ 大朱雀汤：即小朱雀汤加人参、干姜各二两。

主治："天行热病重，下恶毒痢，痢下纯血，日数十行，羸瘦如柴，心中不安，腹中绞急，痛如刀刺者方。"

（己）   小（大）玄武汤

小玄武汤壮肾阳，茯苓术芍附干姜。

少阴寒湿能去尽，脉微肌冷厥寒蠲。

大玄武汤加参草，通脉救逆可回天。

注： 蠲音捐 juān，意为免除。

方义解要：

※ 小玄武汤：即仲景真武汤之生姜易干姜。

主治："治天行病，肾气不足，内生虚寒，小便不利，腹中痛，四肢冷者方。"

※ 大玄武汤：即小玄武汤再加人参、甘草。

主治："治肾气虚疲，少腹中冷，腰背沉重，四肢冷清，小便不利，大便鸭溏，日十余行，气惬力弱者方。"

（庚）   小（大）勾陈汤

小勾陈治脾家寒，参甘姜枣一服康。

大勾陈加芩连夏，半夏泻心上下安。

方义解要：

※ 小勾陈汤：即仲景理中汤白术换成大枣。

主治："治天行热病，脾气不足，饮食不化，腰痛，下痢方。"

※ 大勾陈汤：即小勾陈汤加半夏黄连黄芩，干姜换成生姜。

主治："治天行热病，脾气虚，邪热入里，腹中雷鸣切痛，呕吐下利不止者方。"

（辛）　　　　　　　　　小（大）腾蛇汤

　　　　　　　小腾蛇汤泻下方，枳朴甘硝腹能宽。

　　　　　　　大腾蛇即大承气，葶苈甘姜泻无还。

方义解要：

※ 小腾蛇汤：即仲景大承气汤以甘草易大黄。

主治："治天行热病，胃气素实，邪气不除，腹满而喘，汗出不止者方。"

※ 大腾蛇汤：即仲景大承气汤加葶苈子、甘草、生姜。

主治："治天行热病，邪热不除，大腑阂结，腹中大满实，汗出而喘，时神昏不识人，宜此方，急下之方。"

二、《汤液》小（大）五脏泻补方歌诀——二十方

（甲）　　　　　　　　　小（大）泻肝汤

　　　　　　　小泻肝汤枳芍姜，呕逆实痛胁腹连。

　　　　　　　大泻肝加大黄草，黄芩泻火胆热蠲。

方义解要：

※ 小泻肝汤：即仲景枳实芍药散加生姜。

主治："治肝实，两胁下痛，痛引少腹迫急，当有干呕者方。"

※ 大泻肝汤：即小泻肝汤加大黄、黄芩、甘草。

主治："治头痛，目赤，多恚怒，胁下支满而痛，痛连少腹迫急无奈方。"

（乙）　　　　　　　　小（大）补肝汤

小补肝治头目晕，桂味干姜大枣施。

大补肝加旋赭竹，呃逆汗出心悸宜。

方义解要：

※ 小补肝汤：即桂枝、干姜、五味子各三两，大枣十二枚。

主治："治心中恐疑，时多恶梦，气上冲心，越汗出，头目眩晕者方。"

※ 大补肝汤：即小补肝再加旋覆花、代赭石、竹叶。

主治："治肝气虚，其人恐惧不安，气自少腹上冲咽，呃声不止，头目苦眩，不能坐起，汗出，心悸，干呕不能食，脉弱而结者方。"

（丙）　　　　　　　　小（大）泻心汤

芩连大黄小泻心，腹中满痛郁热清。

大泻心加甘姜芍，口苦吐衄怔忡轻。

方义解要：

※ 小泻心汤：即仲景泻心汤（大黄、黄连、黄芩）。

主治："治心气不足，吐血衄血，心中跳动不安者方。"

※ 大泻心汤：即小泻心汤加芍药、甘草、干姜。

主治："治心中怔忡不安，胸膺痞满，口中苦，舌上生疮，面赤如新妆，或吐血、衄血、下血者方。"

（丁）　　　　　　　　小（大）补心汤

小补心治胸痹方，瓜蒌薤白半夏还。

大补心加桂枳朴，胸满心痛一服宽。

方义解要：

※ 小补心汤：即仲景瓜蒌薤白半夏汤。

主治："治胸痹不得卧，心痛彻背，背痛彻心者方。"

※ 大补心汤：即小补心汤加枳实、厚朴、桂枝。

主治："治胸痹，心中痞满，气结在胸，时从胁下逆抢心，心痛无奈方。"

（戊）　　　　　　　　小（大）泻脾汤

　　　　　　小泻脾解冻土寒，姜附炙草厥冷康。

　　　　　　大泻脾加大黄枳，黄芩清之呕利安。

方义解要：

※ 小泻脾汤：即仲景通脉四逆汤。

主治："治脾气实，下利清谷，里寒外热，肢冷，脉微者方。"

※ 大泻脾汤：即仲景通脉四逆汤加大黄、黄芩、枳实。

主治："治腹中胀满，干呕，不能食，欲利不得，或下利不止者方。"

（己）　　　　　　　　小（大）补脾汤

　　　　　　小补脾即理中汤，参术炮姜与炙甘。

　　　　　　大补脾加覆麦味，脉虚脾寒吐利康。

方义解要：

※ 小补脾汤：即仲景理中汤。

主治："治饮食不消，时自吐利，吐利已，心中苦饥；或心下痞满，脉微，无力，身重，足痿，善转筋者方。"

※ 大补脾汤：即理中汤加麦冬、五味、旋覆花。

主治："治饮食不消，时自吐利，其人枯瘦如柴，立不可动转，口中苦干渴，汗出，气急，脉微而结者方。"

（庚）　　　　　　　　小（大）泻肺汤

　　　　　　小泻肺汤为嗽开，葶苈大黄芍药来。

　　　　　　大泻肺加姜芩草，喘满便秘贵剪裁。

方义解要：

※ 小泻肺汤：即葶苈子、大黄、芍药各三两。

上三味以水三升，煮取二升，温分再服，喘定止后服。

主治："治咳喘上气，胸中迫满，不可卧者方。"

※ 大泻肺汤：即小泻肺加甘草（炙）、黄芩、干姜各一两。

主治："治胸中有痰涎，喘不得卧，大小便闭，身面肿，迫满，欲得气利者方。"

（辛） 小（大）补肺汤

小补肺汤治汗渴，细辛麦味旋覆花。

大补肺加竹地草，脉虚少气效可夸。

方义解要：

※ 小补肺汤：即麦门冬、五味子、旋覆花各三两（一方作牡丹皮），细辛一两。

主治："治汗出，口渴，少气不足以息，胸中痛，脉虚者方。"

※ 大补肺汤：即小补肺汤加地黄、竹叶、甘草各一两。

上七味以水一斗，煮取四升，温分四服，日三、夜一服。

主治："治烦热汗出，少气不足以息，口苦干，耳聋，脉虚而快者方。"

（壬） 小（大）泻肾汤

小泻肾汤苓甘芩，溺少胫肿火宜清。

大泻肾加干姜芍，大黄泻下消水津。

方义解要：

※ 小泻肾汤：即茯苓、甘草、黄芩各三两。

上三味以水三升，煮取一升，顿服。

主治："治小便赤少，少腹满，时足胫肿者方。"

※ 大泻肾汤：即小泻肾汤加大黄、芍药、干姜各一两。

主治："小便赤少，或时溺血，少腹迫满而痛，腰如折，耳鸣者方。"

（癸） 小（大）补肾汤

小补肾汤补肾阴，地泽竹叶甘草临。

大补肾加姜桂味，生精壮阳头目清。

方义解要：

※ 小补肾汤：即地黄、竹叶、甘草各三两，泽泻一两。

主治："治精少，骨蒸羸瘦，脉快者方。"

※ 大补肾汤：即小补肾汤加桂枝、干姜、五味子各一两。

上七味以长流水一斗，煮取四升，温分四服，日三、夜一服。

主治："治精气虚少，腰痛，骨痿，不可行走，虚热冲逆，头目眩，小便不利，脉软而快者方。"

义按：五脏补泻，举足轻重。俗谚云：药疗不如食补。如《汤液经》云："经云：毒药攻邪，五菜为充，五果为助，五谷为养，五畜为益，尔乃大汤之设。今所录者，皆小汤耳。若欲作大汤者，补肝汤内加羊肝，补心加鸡心，补脾加牛肉，补肺加犬肺，补肾加猪肾，各一具，即成也。"今有常用猪肺加罗汉果食疗医好肺痨重症之验案数例。足见以脏补脏，今古名方，可予推广。

二味药和合汤头歌

桂枝甘草汤（附甘草麻黄汤）

桂四甘二治汗多，心悸喜按挽沉疴。

甘草麻黄二四比，发汗行水一路歌。

甘草干姜汤（附芍药甘草汤）

甘草干姜治厥寒，四二之比两服康。

芍药甘草皆四两，其脚即伸挛急安。

干姜附子汤（附栀子豉汤）

干姜附子汤回阳，两姜枚附顿服良。

栀子豉汤治郁热，心烦不眠懊憹蠲。

栀子干姜汤（附栀子厚朴汤）

栀子干姜治寒疽，面目晦暗转贞祥。

栀子厚朴加枳实，烦热胸窒腹满蠲。

百合地黄汤（附百合知母汤）

百合地黄病在心，或换知母能清阴。

桔梗甘草治咽痛，大黄甘草肠热清。

泽术汤（附枳术丸）

泽术汤治苦冒眩，支饮服之水气蠲。

枳术丸主消兼补，大黄附子温下彰。

四味药和合汤头歌

甘草附子汤（附苓桂术甘汤）

甘草附子治湿寒，桂甘术附二方匡。

苓桂术甘治痰饮，桂甘苓术心脾康。

甘姜苓术汤（附理中汤）

甘姜苓术肾着寒，散寒化湿腰重康。

理中甘姜参术入，温中化湿补脾安。

义按：检索中医方剂，《汤液》与张仲景经典性组方从二至五味药"生数"方剂来看有：桂枝（阳旦）、柴胡（阴旦）、麻黄（青龙）、白虎、朱雀、真武、勾陈、腾蛇八法，举方有桂枝汤、四逆散、麻黄汤、白虎汤、泻心汤、四逆汤、理中汤、承气汤、四君子汤、四物汤、二陈汤、平胃散、五苓散、六味丸等方加减变化，曲尽其妙。下面将系统性撰及，类比鉴别，层层推进。冀望对中医方剂学有较全面和深刻的认识。如其中汗、和、温、清、燥、润、补、泻方剂八法将是纲举而目张的规范。

第三节　治病八法与经典名方

（汗、和、温、清、燥、润、补、泻）

一、汗方

1. 桂枝汤（张仲景）风伤卫。

歌曰：　　　桂枝汤治太阳风，芍药生姜三两宗。

　　　　　　　甘草二两枣十二，恶风自汗见奇功。

桂枝白芍生姜各三两，甘草二两，大枣十二枚。水七升，煮三升，温服一升。须臾啜热粥一升余。

方解：首先必须了解古今度量衡折算，即汉代一两等于现代 15.625 克（约半两），而且要明了一剂多为三服，一日三服。方令药力相继。

桂枝汤又名小阳旦汤。顾名思义，乃阳之初生，生机蓬勃，其功用有外解肌表，内和气血，中调脾胃。有兴奋动脉血，活跃静脉血之效。诚为千古第一方，专治恶风、自汗、脉缓之证。其与小阴旦汤之分别仅桂枝与黄芩一味之分，即温阳解表与敛阴清热之别。其共用者芍甘姜枣同为敛阴和血之品，良医辨病须求同中之异，须明异中之同。

笔者验案：义生，男，35 岁，外感中风，自汗脉缓，其人有一特点就是常年手心汗，显是心阳不足，卫气不固，乃作桂枝汤，啜热粥，汗出邪解。越明年夏，其一夜正对风扇吹，翌晨觉手软不能持物矣，此为小中风血痹之病，作黄芪桂枝五物汤，方中无甘草者，以不欲其入脾胃，而欲其走肌表也。再配合针灸，后期加归、芎、桃红，加大黄芪量，旬月而愈。

2. 麻黄汤（张仲景）寒伤营。

歌曰：　　麻黄汤中用桂枝，杏仁甘草伤寒施。

　　　　　　杏仁七十折三两，三二一比最相宜。

　　　　　　恶寒脉紧头项痛，微似有汗功效奇。

方解： 麻黄汤乃治太阳病伤寒辛温发汗之方。其主证为恶寒、无汗，脉浮紧，身疼痛，与桂枝汤之恶风、自汗，脉浮缓，鼻鸣干呕形成鲜明之对比。故方中以麻黄三两发汗行水为君，桂枝二两温阳解肌为臣，杏仁七十枚为佐，炙甘草一两为调和诸药之使药。则汗出而表解矣。

3. 越婢汤（张仲景）表寒里热。

歌曰：　　越婢汤治水肿方，风水恶风服之宽。

　　　　　　麻杏甘石去杏子，姜枣散之水不还。

　　　　　　恶风加附安水火，风水加术培土关。

　　　　　　文蛤汤中仍加杏，头痛脉紧渴饮痉。

方解： 方由麻黄六两，石膏半斤，生姜三两，甘草二两，大枣十二枚组成。水六升煮取三升，温服一升。

恶风加附子一枚，风水加白术四两。

方中麻黄六两为君以行水，石膏八两，清热为臣，以甘姜枣为佐使，水去热清，风水消矣。考太阳病有三证，一为中风，一为伤寒，一为温病，桂枝、麻黄、越婢三方尽之矣！

再对比太阳病用石膏者三方，越婢用麻黄、石膏行水清热，故水肿消矣！麻杏甘石汤用杏仁以利肺气而肺热消矣！大青龙用麻黄汤加石膏、姜、枣而表寒里热清矣！有比较方有鉴别，此良医之辨证也。

4. 桂麻各半汤（张仲景） 风寒两感。

歌曰：　　　麻桂各半治风寒，麻杏加入桂枝汤。

　　　　　　　恶风发热脉浮大，骨节疼痛服之康。

方解：此方乃治既中风又夹伤寒之并病。证见恶风寒，时寒时热，时汗时收，脉见浮象。故用桂枝与麻黄汤各取其半而服之，因嫌其麻烦，故医者合二方之药量，类亦同之。用此方治西医荨麻疹亦有特效。至桂枝二麻黄一汤又治中风多而感寒少之证，在医者神而明之也。

5. 大青龙汤（张仲景） 表寒里热。

歌曰：　　　大青龙即麻黄汤，石膏姜枣表里康。

　　　　　　　太阳无汗兼烦躁，寒多热少大剂匡。

方解：方用大剂麻黄汤（麻黄用六两），发汗解表为君，用石膏鸡子大一枚清热治烦躁为臣，姜枣为佐使，以调和营卫，则表寒解而里热清矣。此方与麻杏甘石相比较，则大青龙再加桂枝二两与姜枣，以助解表温经之力。至麻杏甘石汤则麻黄仅用四两，解表之力弱而清肺之力强。

6. 小青龙汤（张仲景） 外感风寒，内伤伏饮。

歌曰：　　　小青龙治水气来，风寒喘嗽门不开。

　　　　　　　麻桂芍草皆三两，干姜细辛戏同台。

　　　　　　　半升夏味治痰饮，加减变通在剪裁。

方解：方用麻桂芍草外解肌表，姜细味夏内治伏饮，汗解饮散而喘嗽平矣。有热者可加石膏以清之。考小青龙为何不用杏仁而用白芍呢？因为用白芍则能敛阴利小便，则发汗不会太过，如用杏仁则为麻黄汤矣！况此方重在治饮故然，书云：龙能致雨，雨过则天晴矣。若大青龙者重在发汗化雨，小青龙者则重在温阳化饮也。

笔者验案：林女三岁，因喘嗽，入院已七八天，药费数千而不见好转。经邻人介绍来诊，云医院诊断为肺炎，视其喘嗽如雷鸣，不识者以为凶险大证，细察之舌白苔滑，毫无热象，非是肺炎而为哮喘也，投以小青龙，一剂知，二剂愈。余平生治此证数百例，多复杯而愈，深感经方之神用无穷也，余所精选汤头歌，皆多为亲身治验，符合统计学原则，是验人而非小白鼠之试验也。

7. 葛根汤（张仲景） 二阳合病及刚痉。

歌曰： 　　葛根汤治项背强，无汗恶风刚痉瘳。

　　　　　　桂枝汤里加麻葛，柔痉加葛效相悬。

方解： 此治太阳阳明合病，中风夹凉燥之病，故方用葛根四两为君，清热止烦渴，舒筋脉。麻黄散寒发汗为臣，佐以桂枝汤以治中风表虚，合之故有祛风散寒、润燥舒筋之功，能兼治风寒燥之证，况阳明上应厥阴风木，现代多夹脑炎症状，故对脑膜炎有针对性奇效。至无汗为刚痉，有汗为柔痉，医者心中宜明，若瓜蒌桂枝汤与桂枝加葛根汤仅一味之差，犹宜明辨也。

8. 柴胡桂枝汤（张仲景） 太少合病半虚半实证。

歌曰： 　　柴胡桂枝并合方，太少同病脉弦缓。

　　　　　　寒热往来头身汗，心烦喜呕病好转。

方解： 此为太少合病，证见恶风自汗，脉弦缓，或寒热往来，心烦喜呕，故用桂枝汤以解其外，小柴胡以清半表半里之邪，补虚泻实而病愈矣！

9. 升麻葛根汤（钱乙） 升散阳明，治时疫阳斑。

歌诀： 　　升麻葛根汤钱氏，再加芍药甘草是。

　　　　　　发热无汗兼头痛，时疫阳斑亦可使。

方解： 方用升麻葛根升散阳明，治时疫，阳斑初起疹发未透，发热头痛，再用芍药敛阴和营，甘草调和诸药，而疹透邪去矣。

10. 人参败毒散（朱肱）　风寒湿四时感冒。

歌曰：　　人参败毒苓草宗，枳桔柴前羌独芎。

　　　　　　薄荷少许姜三片，四时感冒有奇功。

　　　　　　去参各为败毒饮，加入消风治亦同。

方解： 方用羌独活、川芎祛风胜湿散寒止痛为君，柴胡前胡解表化痰为臣，人参、茯苓、甘草补气健脾，桔梗、枳壳清上宽下为佐，使以生姜、薄荷辛温凉散，而四时感冒清矣。

11. 消风散（《太平惠民和剂局方》）　消风祛湿治瘾疹。

歌曰：　　消风散内羌防荆，芎朴参苓陈草并。

　　　　　　僵蚕蝉蜕藿香入，顽麻瘾疹力能清。

　　　　　　另有消风苍白虎，荆防蝉蒡薄荷施。

　　　　　　归地养血麻仁润，苦参木通湿痒宜。

方解： 方用羌活、防风、川芎、荆芥祛风化湿散寒为君，用人参、茯苓、甘草补脾祛湿为臣，藿香、厚朴、陈皮芳香理气为佐，使以僵蚕、蝉蜕祛风散邪，则头目苦痛，风寒湿浊清矣。

另外还有一同名方消风散，是用荆芥、防风、蝉蜕、牛蒡子、薄荷祛风散邪为君药，以苍术白虎汤为臣，以清阳明太阴湿热，用归、地、胡麻以养血为佐，用苦参、木通为使，则一切顽麻瘾疹皆愈矣。

12. 麻黄附子细辛汤（张仲景）　少阴寒表。

歌曰：　　麻黄附子细辛汤，发热脉沉少阴寒。

　　　　　　麻黄附子加甘草，似无里证微发汗。

方解： 少阴感寒，证见脉沉紧微细欲绝，骨节疼痛，故方用麻黄发汗宣肺，附子温经散寒，细辛祛风止痛，则少阴寒去矣。

至麻黄附子甘草汤亦同为发少阴寒表，并可治水气病，其脉沉小，此病阴水也。

13. 麻黄连翘赤小豆汤（张仲景） 太阳阳明发黄。

歌曰： 麻黄连翘赤豆汤，杏仁甘草姜枣匡。

瘀热在里身黄染，梓根白皮里中藏。

方解： 方用麻黄、杏仁、甘草以发汗解表，连翘、赤小豆、梓根白皮以清湿热，姜、枣调和营卫，故治外感风寒及瘀热在里发黄之病。

此方与麻附辛汤和麻附甘汤二方对比，则一寒一热为鲜明对照矣。

14. 麻黄人参芍药汤 虚人外感。

歌曰： 麻黄人参芍药汤，麻桂芍草祛表寒。

生脉归芪补气血，虚人外感服之康。

方解： 方中用麻黄、桂枝以发汗解表为君，当归、白芍养血为臣，黄芪生脉散补气阴为佐使，则气血两虚与气阴两虚的外感病便可治愈了。

15. 华盖散 风寒感冒。

歌曰： 华盖麻杏甘橘红，桑皮茯苓紫苏功。

三拗只用麻甘杏，发散风寒表气通。

方解： 方用麻黄、杏仁、甘草宣肺发汗为君，用茯苓、橘红以祛湿化痰为臣，以苏子、桑皮降气泻肺为佐使，故能治外感风寒伤肺而成喘嗽之证，能药到病除。肺为华盖，故为方名。

至三拗汤麻杏甘则为麻黄不去节，杏仁不去皮尖，甘草不炙，故能治风寒鼻塞之证。

再查《伤寒论》以麻杏甘组方有代表性的，如麻黄汤、麻杏甘石汤、麻杏甘薏汤，分别主散寒、清热、祛湿。

16. 十神汤（《太平惠民和剂局方》） 四时感冒。

歌曰： 　十神汤里升葛根，芍药甘草芎芷宗。

　　　　　麻黄苏叶陈香附，时邪感冒见奇功。

方解： 方用麻黄、苏叶辛温发汗为君，升麻葛根汤升阳明清气为臣，川芎、白芷止头痛，陈皮、香附以行气，姜、葱通阳解表，时行感冒可辨证施治之。

17. 九味羌活汤（张元素） 风寒湿邪夹内热。

歌曰： 　九味羌活用防风，细辛苍芷与川芎。

　　　　　黄芩生地同甘草，三阳解表益姜葱。

方解： 此乃六经感伤风寒湿三气，内夹郁热血燥，故用羌活治太阳，白芷治阳明，川芎理少阳，苍术去太阴湿，细辛治少阴寒，防风治厥阴风木，再用黄芩清热，生地黄凉血以解诸药之温燥，甘草调和诸药而头痛一身尽痛愈矣。

18. 川芎茶调散（《太平惠民和剂局方》） 风寒头痛。

歌曰： 　川芎茶调荆防羌，辛芷薄荷甘草连。

　　　　　目昏鼻塞风攻上，正偏头痛悉能蠲。

　　　　　方中若加僵蚕菊，菊花茶调功效彰。

方解： 此方与九味羌活汤有羌防芎芷细辛五味药相同，多为祛风散寒止痛之药，可加减变化之，若再加僵蚕、菊花名菊花茶调散，则更清利头目，祛风止痛，用清茶送下，更增疗效。

19. 神术散（《太平惠民和剂局方》） 湿浊头痛夹风冷。

歌曰： 　神术散用苍芷芎，羌活藁本细辛功。

　　　　　头痛苔白一身重，六经风中此方宗。

方解： 此方与九味羌活汤与川芎茶调散药多相同。但此方特点是以苍术燥湿为君，虽无防风，但以藁本治太阳头痛，故治湿浊伤脑甚效。据说某岁脑膜炎流行，用葛根汤神效，但十几年后流脑，用葛根则妄效，用神术散则病瘥，此运气不同流年有异，证候有变，医者刻舟求剑，愚矣。

20. 羌活胜湿汤（李东垣） 湿气在表头腰重。

歌曰： 　　羌活胜湿羌独芎，甘蔓藁本与防风。

　　　　　湿气在表头腰重，发汗升阳有异功。

方解： 方用羌、独、芎、防祛风胜湿为君，蔓荆子止头痛为臣，藁本除风为佐，使以甘草调和诸药而头腰重痛俱愈。

21. 再造散 阳虚外感。

歌曰： 　　再造散用参芪甘，桂附羌防芎芍参。

　　　　　细辛加枣煨姜煎，阳虚无汗一服康。

方解： 方用桂枝加附子汤温经散寒解表为君，人参、黄芪补气为臣，川芎、细辛活血止痛，使以羌活、防风祛风散湿则阳虚外感愈矣，功同再造，故名再造散。

附一　中风方

义按： 风为百病之长也，所谓中风者，古来有直中与类中之别。直中者，寒风之直中气血脏腑也，故有脏腑经络病变之浅深，为偏瘫不仁，口眼㖞斜。类中者以症相类，状相同也。但病因实不同也，故类中实为肝风肝火，肝阳化风，阴虚阳亢之证也，为高血压、脑充血、脑出血也。

夫中医所称中风者，现代科学所谓脑血管意外也。有脑梗死与脑出血之不同，病因大异而疗治上，亦大不同也。

考夫现实，西医言脑血管意外，或血栓或出血，皆关于血管病也，如中医却名为中风，实言之话长。夫寒风之外束，引起血管之收缩，血脉凝泣，此脑血栓也，非风为何？风火之相煽，血压升高，血管破裂，此非风为何？盖中医以直观而言，西医以现实而论，中医言其因，西医验其果，实中西文化之相异也。

中医云："治风先治血，血行风自灭。"沿袭成据。此一面之词也，考临床急症，诚有治血先治风，寒风去则阳和矣。此小续命汤、再造散、三生饮之治也。至血出宜止，此三七、阿胶、犀角（水牛角代）、羚羊角之治也。若夫风火旺而血妄行，故清肝火平肝风，盖釜下抽薪也，此天麻钩藤饮、羚角钩藤之治也，若血止阴虚者，此阿胶鸡子黄汤之治也，故阴血滋而阳不亢，虚风不动矣。

1. 小续命汤（孙思邈）六经风中。

歌曰：　　　小续命汤姜附参，麻桂杏草共防风。

　　　　　　　黄芩芎芍同防己，六经风中此方通。

方解： 方中诸药皆一两，唯防风两半，生姜五两，故用以祛风散邪利水为君，人参及附子一枚，益气温阳为臣，佐以麻黄汤发汗，防己祛湿，黄芩去游火，使以川芎、白芍以活血和血则中风解矣。考方中用参附汤以温其内，麻黄汤以发其外，内外协调而命续矣，故可治血栓大证。

2. 顺风匀气散　喝僻偏枯。

歌曰：　　　顺风匀气术乌沉，白芷天麻苏叶参。

　　　　　　　木瓜甘草青皮合，喝僻偏枯口舌喑。

方解： 方用苏叶、白芷、生姜祛风散寒为君，天麻平肝息风为臣，人参、白术、甘草益气补脾为佐，沉香、乌药、青皮降气行气，木瓜舒筋，则风散而正复矣。

3. 三生饮（《太平惠民和剂局方》）卒中痰厥。

歌曰：　　　三生饮用乌附星，三皆生用木香听。

　　　　　　　加参对半扶元气，卒中痰迷一服灵。

方解： 生乌头 15 克，生附子 15 克，生南星 30 克，木香 6 克，人参 30 克，共为末，每次服 15 克，加生姜 15 片同煮。

方用乌头、附子回阳救急为君，人参益气为臣，南星祛风化痰为佐，使以木香行气，重用生姜发散风寒，及制约三生之毒性，痰迷愈矣。

4. 天麻钩藤饮　肝风肝火阳亢。

歌曰：　　　天麻钩藤石决明，夜交山栀与黄芩。

　　　　　　　杜仲寄生怀牛膝，平肝潜阳肝火清。

方解：方用天麻、钩藤、石决明平肝息风降压为君，山栀子、黄芩、首乌藤清热安神为臣，佐以杜仲、寄生补肝肾，使以牛膝引血下行则肝经风火，阴虚阳亢平矣。

5. 羚羊钩藤汤（俞根初）　平肝息风降压。

歌曰：　　　俞氏羚羊钩藤汤，桑菊茯神鲜地黄。

　　　　　　　贝草竹茹同芍药，清肝止呕息风方。

方解：方用羚羊角、钩藤平肝息风为君，桑叶、菊花清肝降压，生地黄、白芍凉血平肝为臣，茯神、竹茹安神止呕为佐，川贝母、甘草清金平木为使，则肝火平而血压降。

6. 资寿解语汤（喻嘉言）　中风脾缓，舌强不语。

歌曰：　　　资寿解语防风羌，专需竹沥佐生姜。

　　　　　　　桂附天麻羚羊角，酸枣甘草十味彰。

方解：方用羌活、防风疏散外风，羚羊角、天麻平息内风为君，桂心、附子、甘草温补脾肾为臣，佐以枣仁以安神，使以生姜、竹沥化痰，则中风诸症愈矣。此方温下清上，化痰于中。可为典范。

7. 镇肝熄风汤（张锡纯）　镇肝息风潜阳。

歌曰：　　　镇肝熄风芍天冬，牛膝麦芽赭石同。

玄棟龟茵龙牡草，肝风内动有奇功。

方解： 方用牛膝、赭石各一两以引血下行并镇肝降逆为君；龙牡、龟甲、白芍各五钱，以镇肝息风为臣；玄参、天冬清金以平其木为佐；使以茵陈、甘草、川楝子、麦芽疏肝理气，故肝风息矣。

8. 阿胶鸡子黄汤 阴虚风动。

歌曰：　　　阿胶鸡子黄汤好，地芍钩藤牡炙草。

　　　　　　　石决茯神络石藤，阴虚风动此方保。

方解： 方用阿胶、鸡子黄滋阴和血为君，石决明、牡蛎、钩藤镇肝息风为臣，生地黄、白芍、络石藤凉血平肝通络为佐，茯神、炙甘草安神调和诸药为使，则肝风脑充血平矣。

9. 小活络丹（《圣济总录》） 祛风化痰止痛活络。

歌曰：　　　小活络用川草乌，地龙乳没胆星扶。

　　　　　　　中风手足皆麻木，痰湿流连一服除。

方解： 方用川乌、草乌散寒止痛为君，乳香、没药活血破瘀为臣，佐以南星化痰，使以地龙通络，则痰湿瘀阻清矣。

10. 上中下痛风方（朱丹溪） 风湿热痰瘀痛风。

歌曰：　　　黄柏苍术天南星，桂枝防己及威灵。

　　　　　　　桃仁红花龙胆草，羌芷川芎神曲停。

　　　　　　　风湿痰热与瘀血，上中下痛风全清。

方解： 方用二妙、胆草清利湿热为君，桂枝、防己、灵仙、羌活、白芷祛风胜湿止痛为臣，南星、川芎、桃仁、红花化痰破瘀为佐，使以神曲消食破积则湿热痛风除矣。

11. 万灵丹（陈实功）

歌曰：　　　万灵三乌与归芎，麻辛荆防羌术攻。

雄朱天蝎石斛草，可治阴疽鹤膝风。

方解：方用川乌、草乌温经散寒为君，麻黄、细辛、荆芥、防风、羌活、苍术祛风胜湿止痛为臣，佐以当归、川芎、首乌、石斛活血润燥，天麻、全蝎祛风疗瘫，使以雄黄、甘草解毒和中。研末为丸，朱砂为衣，则阴疽鹤膝愈矣。

附二　止汗方

1. 牡蛎散（《太平惠民和剂局方》）　阳虚自汗。

歌曰：　　　　阳虚自汗牡蛎功，黄芪浮麦麻黄根。

　　　　　　　更有芪防同白术，别名止汗玉屏风。

方解：方用黄芪补气止汗为君，浮小麦养心气为臣，牡蛎涩精止汗为佐，使以麻黄根止虚汗而病瘳。

2. 柏子仁丸（许叔微）　虚汗、盗汗。

歌曰：　　　　柏子仁丸术人参，浮麦牡蛎麻黄根。

　　　　　　　再加半夏同五味，阴虚盗汗枣丸功。

方解：方用柏子仁养心神为君，牡蛎滋阴潜阳为臣，佐以人参、五味子养心阴，白术、半夏健脾去痰，使以麦麸、麻黄根养心止汗则病瘳矣。

3. 当归六黄汤（李东垣）　阴虚火盛盗汗。

歌曰：　　　　当归六黄盗汗方，芪柏芩连二地黄。

　　　　　　　滋阴泻火复固表，加麻黄根药更专。

方解：方以生地黄、熟地黄滋阴养血为君，黄芩、黄连、黄柏清热泻火为臣，当归、黄芪补血固表为佐使，则阴虚盗汗愈矣，若加麻黄根则效力更大。

二、和方

1. 小柴胡汤（张仲景） 和解少阳，半表半里证。

歌曰：　　　小柴胡汤柴半斤，参甘姜芩三两均。

半夏半升枣十二，少阳百病和可亲。

寒热往来不欲食，心烦喜呕弦脉清。

方解： 方由柴胡半斤，黄芩、人参、炙草、生姜各三两，半夏半升，大枣十二枚七味药组成，水煮分三服。其中柴胡半斤，半夏半升，二个半字已揭示了半表半里之"仙机"。对于柴胡用八两则嫌太多，用三两足矣。用八两折现代量，则要120克，分三服，一服则40克也，临床每服剂量10～15克足矣。

方由柴胡推陈出新，外解寒热，内清肠胃为君，黄芩清热为臣，佐以参甘姜枣补方根以和中，使以半夏以止呕化痰则补虚去实，半表半里之病解矣。小柴胡汤若合桂枝汤，则为柴胡桂枝汤，治太少合病。若合平胃散名柴平汤，再加常山能除疟，若合二陈名平陈汤，能化痰饮湿热，若合五苓散名柴苓汤，能清胆利水。随症加减，变化多多，总离不开少阳之枢转。

义按： 学习中医必须对阴阳五行和干支变化一套演绎归纳之象数理论有深刻的理解和领会。如天一生水，天二生火，天三生木，天四生金，天五生土，乃至一六属水，二七属火，三八属木，四九属金，五十属土应背熟。

上面小柴胡汤七味药，"七"象数已彰示属少阳相火之病。至柴胡八两、黄芩三两上应木数，如时相为寅卯辰三时，阴尽出阳，推陈出新，此柴胡之大用也。少阳之为病，提纲：口苦咽干目眩，口、咽、目三者系于内而运于外，中应半表半里。少阳为枢，故口、咽、目运动最频繁，为一身之门户，故口、咽、目为少阳病病位，眩苦干呕为病状，为病者自我感觉，乃感于心而非验于物（如中医恶寒并不见肌肤寒，发热不一定身有热，皆主观所感受）这就是中西医之分别。故中医之妙法就是治心，使病者能除苦得乐就是真功夫。

笔者验案：马某，男，40岁，以寒热住院近十日而无效，经友介绍来诊。云医院欲抽其骨髓化验。因惧怕而求中医诊治，察其脉证，发热而脉弦细，食不下，考虑其病已十日，元气已虚，发热为实，病在半表半里，实虚中夹实证，思柴胡证，但见一证便是，不必悉具，因开小柴胡汤加银花、连翘，一服知，二服已，病者欢欢喜喜回家过新年矣。

2. 四逆散（张仲景） 疏肝止痛。

歌曰：　四逆散里用柴胡，芍药枳实甘草须。

　　　　　此是阳邪成厥逆，敛阴泄热平剂扶。

　　　　　疏肝香附川芎入，栀芩清肝胆火除。

方解：方用柴胡、炙草解热理胃，推陈出新，枳实、芍药敛阴止痛，能治腹中大实痛者，即阳邪成厥逆，今所谓痛性休克也，四味合之能疏肝理脾，敛阴止痛，为后世疏肝理气止痛基础方。其合川芎、香附为柴胡疏肝汤，能疏肝解郁理气；合栀芩名柴胡清肝汤能清胆热，合桃红四物汤及桔梗牛膝名血府逐瘀汤，能破瘀止痛活血。

3. 柴胡桂枝干姜汤（张仲景） 阴阳逆乱，寒热并存。

歌曰：　柴胡桂姜治汗多，花粉牡蛎愈沉疴。

　　　　　芩甘清胆治呕恶，寒热消尽一路歌。

方解：方用柴胡、桂枝解肌和少阳，治太少合病为君，黄芩清热为臣，干姜、炙草温太阴和中为佐，花粉、牡蛎止烦渴镇惊以治厥阴为使，则阴阳和、表里平而寒热清矣。

笔者验案：张某，男，42岁，以寒热如疟状，住人民医院，八九日未愈而加剧。其寒战时，三床棉被加盖而不温，其热时在42℃以上，汗出热退则疲懒昏睡，如此折磨，身体极端虚弱。其主治医师迟疑不知为何病，病者请余往医院诊治。因推断医院必已用过抗疟药与抗生素，今病者既羸弱之甚，显为虚热使然，证见寒热往来，厥热胜复，应为虚疟，因开柴胡桂姜汤加常山，一剂而热退，诸症缓解，疑为神丹，再剂而出院，来我处复诊，扶墙而进，再开数剂善后，平复如故矣。病出奇特，因为案志之，效亦奇快，以彰经方之神效与泛应无穷也。

4. 柴葛解肌汤（陶节庵） 三阳经邪热。

歌曰： 　　节庵柴葛解肌汤，热在三阳体不安。

　　　　　　芩芍桔甘羌活芷，石膏姜枣保平康。

方解： 方用羌活散太阳经之风，葛根、白芷、石膏治阳明经头痛，柴胡解少阳经半表半里，黄芩清三焦邪热，芍药敛阴，桔梗开提，甘草协和诸药，而外感里热清矣。

5. 柴胡加龙骨牡蛎汤（张仲景） 太少合病，胸满烦惊。

歌曰： 　　柴胡龙骨牡蛎汤，胸满烦惊谵语康。

　　　　　　芩夏桂苓参姜枣，铅丹重镇方里藏。

方解： 方用柴胡和解少阳为君，黄芩、半夏清解半表半里之痰热为臣，佐以龙骨、牡蛎、铅丹镇惊安神，桂枝、茯苓温阳利水，使以姜、枣调和营卫，如情志郁结，烦惊谵语愈矣。

6. 蒿芩清胆汤（俞根初） 少阳热重寒轻证。

歌曰： 　　蒿芩清胆枳竹茹，芩夏陈皮碧玉需。

　　　　　　少阳热重寒轻症，胸痞呕恶一齐除。

方解： 方用青蒿、黄芩清解少阳邪热为君，温胆汤化痰清热为臣，碧玉散清利三焦与足少阳胆热，则少阳热重痰阻之病愈矣。

此方与小柴胡汤分别是：一为治温病痰热，一为治伤寒虚热，一字之差，临证宜虚心体察。

7. 逍遥散（《太平惠民和剂局方》） 调和肝脾，疏肝解郁。

歌曰：　　　逍遥散中柴芍归，苓术草入姜薄追。

养血祛湿实脾胃，疏肝理脾此方推。

头痛逍遥加芎芷，定风二至肝生威。

痰多陈夏宜加入，瘀阻桃红赞勇为。

方解：方用柴胡为君，疏肝解郁；当归、芍药为臣，养血和血；茯苓、白术、甘草补脾祛湿为佐；使以生姜薄荷，辛温凉散以解肝郁。则肝脾调矣。

加减法：头痛者可加川芎、白芷，肝虚可加定风丹（首乌、蒺藜），头眩可加二至丸（女贞、旱莲），有痰可加半夏、陈皮，瘀阻可加桃仁、红花。

此方加减配伍广泛，常用者有几十种变化。可辨证取用。

8. 黄芩汤（张仲景） 清热止痢。

歌曰：　　　黄芩汤中芍甘并，二阳合利枣加烹。

再加生姜小阴旦，清热止痛呕逆平。

方解：方用黄芩清热解毒为君，白芍敛阴止痛为臣，大枣补气和中为佐，甘草调和诸药为使，合之能清热止痢。加生姜为《汤液经》小阴旦汤，能清热和阴止呕。

9. 黄连汤（张仲景） 解表和中止痢。

歌曰：　　　黄连汤中用干姜，半夏人参甘草将。

更用桂枝加大枣，寒热平调呕逆躅。

方解：方用黄连三两清心止痢为君，桂枝、干姜温阳止呕为臣，参、甘、大枣健脾和胃为佐，使以半夏降逆止呕而肠胃和矣。

考仲景用黄连诸方，以黄连阿胶汤黄连用四两为最，黄连汤三两次之，且此方服法是日三夜二服，治肠胃病大有深意焉。

10. 半夏泻心汤（张仲景） 止痢治痞，降阳和阴。

歌曰：　　半夏泻心黄连芩，干姜甘草人参临。

　　　　　大枣和之治虚痞，法在降阳而和阴。

方解：此方与黄连汤仅一味之差，即以黄芩易桂枝，一偏重于清热，一偏重于解表。至此方与小柴胡汤之分别则是换了皇帝，大不相同。虽然药仅七味就有五味相同，姜亦只是生与干之别。但此方是以黄连为君，小柴胡是以柴胡为君，则换了世界面目。泻心汤特点是虚痞与泥状便，柴胡汤则必兼有寒热眩苦呕，可作为鉴别诊断。

11. 旋覆代赭石汤（张仲景） 益气和胃降逆。

歌曰：　　旋覆代赭用人参，半夏生姜甘枣临。

　　　　　咸以软坚重镇逆，痞硬噫气力能禁。

方解：方用旋覆花、赭石降气镇逆为君，半夏止呕化痰为臣，参、甘、姜、枣补方根益气和胃为佐使，则痞气呃逆止矣。

12. 葛根黄芩黄连汤（张仲景） 清热止痢。

歌曰：　　葛根黄芩黄连汤，甘草四般二阳安。

　　　　　解表清里兼和胃，喘汗自利保平康。

方解：方用葛根解表润燥为君，黄连清心泻火为臣，黄芩清肺肠之火为佐，使以甘草调和诸药，则表解里和矣。

13. 大柴胡汤（张仲景） 少阳阳明合病，胆火。

歌曰：　　大柴胡汤半夏芩，大黄枳实芍药临。

　　　　　姜枣和之表兼里，心烦呕恶寒热清。

方解：方用四逆散解表利胆止痛为君，大黄、黄芩泻下清热为臣，佐以半夏降逆止呕，使以姜、枣调和营卫，则少阳阳明合病愈矣。此方用柴、芩清肝利胆，推陈出新是道其常，大黄、芍药泻下止痛是示其急。因其常与急故能治胆囊炎、胰腺炎、急性胃炎之病。

14. 防风通圣丸（刘河间） 解表清里泻下。

歌曰：　　　　防风通圣大黄硝，荆芥麻黄栀芍翘。

　　　　　　　甘桔芎归膏滑石，薄荷芩术力偏饶。

　　　　　　　表里交攻阳热盛，外科疡毒总能消。

方解：方用荆芥、防风、麻黄、薄荷，辛温凉散以解其外，栀子、黄芩、石膏、滑石以清其内，再用调胃承气以泻下，桔梗开提，白术燥湿，芎、归、芍和血活血则阳热解而血毒清矣。此方治表里三焦阳热盛，汗下清下并用，用之力宏效速，实为通圣良方。

15. 达原饮（吴又可） 泻疫止疟。

歌曰：　　　　达原厚朴与常山，草果槟榔共涤痰。

　　　　　　　更用黄芩知母入，菖蒲青草不容删。

方解：方用常山截疟为君，厚朴、青皮、草果槟榔祛湿浊、消胀满为臣，黄芩、知母、菖蒲清热开窍为佐，使以生甘草调和诸药，则疟去病清矣。

16. 参苓白术散（《太平惠民和剂局方》） 健脾祛湿，消食止泻。

歌曰：　　　　参苓白术扁豆陈，山药甘莲砂薏仁。

　　　　　　　桔梗上浮兼保肺，枣汤调服益脾神。

方解：方用四君子汤益气健脾为君，怀山药、薏苡仁、白扁豆、莲子清心醒脾为臣，砂仁、陈皮为佐，使以桔梗上浮保肺，大枣和中益气则脾健矣。

17. 健脾丸（《医方集解》） 健脾调气消积。

歌曰：　　　　健脾参术与陈皮，枳实山楂麦芽施。

　　　　　　　曲糊作丸米汤下，消补兼行此方宜。

方解：方用人参益气健脾为君，白术祛湿，枳壳、陈皮理气为臣，山楂、麦芽消食去积为佐，使以神曲健脾胃而进饮食则体健矣。

18. 枳实消痞丸（李东垣） 补脾去积。

歌曰： 枳实消痞四君良，麦芽夏曲朴姜连。

     蒸饼糊丸消积满，清热破结补虚彰。

方解： 方用四君子汤健脾益胃为君，枳实、厚朴消痞为臣，佐以生姜、半夏曲降逆止呕，使以麦芽消食化积，则脾健而积散矣。

19. 参苏饮（王海藏） 虚人外感，止嗽化痰。

歌曰： 参苏饮内用陈皮，枳壳前胡半夏宜。

     干葛木香甘桔茯，内伤外感此方施。

方解： 方用人参、苏叶益气散寒为君，二陈汤化痰止嗽为臣，佐以桔梗、前胡清肺，木香、枳壳行气，使以葛根、甘草止渴和中，则风寒咳嗽愈矣。

20. 六和汤（《太平惠民和剂局方》） 暑湿感冒，脾虚泄泻。

歌曰： 六和汤中用四君，藿朴杏扁痰嗽清。

     砂仁姜枣木瓜入，湿浊清之六气平。

方解： 方用藿香、白扁豆、厚朴、木瓜消暑化湿为君，四君子健脾益胃为臣，佐以杏仁、砂仁宣肺和中，使以姜、枣调和营卫，则暑湿平矣。

21. 五积散（《太平惠民和剂局方》） 治风寒湿痰瘀五积。

歌曰： 五积散中归芍芎，麻桂桔枳姜芷葱。

     二陈平胃治痰湿，气血寒积此方攻。

方解： 方用麻黄、桂枝、干姜、葱白以散外之风寒，平胃散以去脾湿，二陈汤以去痰，归、芎、芍以活血，桔梗、枳壳、白芷以行气止痛，则风寒湿痰瘀五积皆清矣。方虽名五积而药性和平，亦和法之义也。

三、温方

1. 四逆汤（张仲景） 回阳救急，治阴证厥逆。

歌曰： 　　　　四逆汤中草附姜，通脉姜附加倍煎。

　　　　　　　　或加人参培元气，开窍通络入麝香。

方解： 方用炙甘草益气补中，附子温肾回阳，干姜温中，合之而有温中回阳壮肾之功。若方中附子、干姜加倍则为通脉四逆汤，再加麝香则有通经开窍之大用。总结四逆汤能治吐利汗出，微热恶寒，四肢拘急，手足厥冷，大汗出，下利清谷，而其脉沉带迟或脉微欲绝者，实起死回生之妙方也。

2. 益元汤（朱肱） 温阳复脉。

歌曰： 　　　　益元四逆甘附姜，生脉散入知连将。

　　　　　　　　童便葱艾姜枣入，内寒外热名戴阳。

方解： 方中用四逆汤回阳急救为君，参、麦、味生脉为臣，佐以知母、黄连清浮热，葱、艾、姜、枣通阳和营卫，使以童便或胆汁以治戴阳之证，则阳回脉复而戴阳之象解矣。

3. 回阳救急汤（陶节庵） 益气回阳，治三阴寒厥。

歌曰： 　　　　回阳救急用六君，桂味姜附一齐临。

　　　　　　　　加麝三厘或胆汁，三阴厥逆见奇勋。

方解： 方用四逆甘附姜温阳救急，六君子汤建中补脾，桂枝温阳补心气为诸药先聘通使，五味子酸敛复脉，再加麝香通络开窍，或猪胆汁以治戴阳，则一切虚寒厥冷解矣。

4. 破格救心汤（李可） 益气回阳，补肾固脱。

歌曰： 　　　　李可破格救心汤，四逆回阳参萸匡。

　　　　　　　　麝香磁石龙牡蛎，不言之秘量中藏。

方解： 方用回阳复脉之通脉四逆汤为君，用人参、山茱萸培补脾肾先后天元气为臣，佐以龙骨、牡蛎、磁石安神镇逆，使以麝香芳香开窍则阴阳平复，神和脉固矣。

5. 真武汤（附：附子汤）（张仲景） 壮肾阳，祛脾湿。

歌曰： 　　真武汤壮肾中阳，悸眩瞤惕一齐蠲。

　　　　　　少阴寒湿有妙药，茯苓术芍附生姜。

　　　　　　或有以参换姜入，附子汤里春风飐。

方解： 方用附子温补命火，生姜温化水湿（玄武汤为干姜，附子汤用人参），茯苓、白术、白芍补脾利水祛湿，因而能治肾阳虚而水肿之证。

笔者验案： 林勇金，男，50岁，患肾性高血压，住院，或因服降压药，促发胃出血，症情危急，又转中大五院诊治，稍好，肌酐高至四百，有尿毒症症情，医生已提及血液透析议题。病者见医院透析人满为患，忧虑透析等于判了死缓，因慕名前来诊治。

诊得脉微细带弦，舌湿欲滴，夜尿多次，腰酸神疲，乃脾肾阳虚重证。因向病者说，病属慢性，若贪速效，另请高明。见病者志坚，乃开真武汤，后干脆改为玄武汤，以干姜易生姜，加杜仲、牛膝、桑寄生、车前子、菟丝子、羊藿温阳壮肾之药，时加参、芪、归、草，晚服肾气丸，出入加减，守方不改，已服两年，风雨无阻。附子保持15克，并不见积蓄中毒，生命指征坚实，面红体胖，能食能干，夫复何求。

6. 竹叶汤（张仲景） 阳虚风痉。

歌曰： 　　竹叶汤治产后风，喘热头痛面正红。

　　　　　　桔梗防风葛根入，桂甘姜枣参附功。

方解： 方用桂甘姜枣加附子、人参以温阳益气，再用竹叶、葛根治风痉，防风祛风，桔梗开提肺气，去喘热面红之戴阳矣。

笔者验案： 族婶，发热喘促头痛面红，诊其脉沉细微迟，以戴阳论，开竹叶汤二服，一服病若失，再服如常人。数十年来犹历历在目，感经方之神效，因为案以志之。

7. 吴茱萸汤（张仲景） 阴寒呕利，厥阴头痛。

歌曰：　　　吴茱萸汤参姜枣，补肝温胃功效好。

　　　　　　　阳明寒呕少阴利，厥阴头痛皆能保。

方解：方用吴茱萸散寒止呕治头晕为君，人参益气补脾为臣，生姜散寒利水止呕为佐，大枣甘平补中为使，则呕利、阴寒头痛皆愈矣。

8. 当归四逆汤（张仲景） 温阳补血。

歌曰：　　　当归四逆芍桂枝，细辛甘草木通施。

　　　　　　　内有久寒茱姜入，温阳救逆加附宜。

方解：方用当归补血养血为君，桂枝、白芍调和气血改善微循环为臣，佐以细辛温阳止痛，木通利血脉，使以甘草调和诸药而寒厥愈矣。若属内有久寒体质，则再加吴茱萸、生姜温中散寒。

鉴别诊断：此方为脉细阳虚血弱之病，故寒从指至腕，如四逆汤则是四肢或全身皆厥寒，至四逆散则是阳邪成厥逆之脉弦细，与四逆汤之脉微细又有明显的区别。

9. 实脾汤（严用和） 脾肾虚寒阴水。

歌曰：　　　实脾苓术与木瓜，木香厚朴草蔻花。

　　　　　　　炙草附姜腹皮入，虚寒阴水效堪夸。

方解：方用四逆汤姜附草泻脾家寒为君，茯苓、白术补脾利湿为臣，木香、厚朴、草豆蔻行气消胀散寒为佐，用木瓜、腹皮祛湿消胀为使，则虚寒阴水腹胀胫肿皆痊矣。

10. 温脾汤（《千金方》） 温通积冷沉寒。

歌曰：　　　温脾人参四逆汤，调胃承气泻下康。

　　　　　　　当归润肠兼养血，脐腹绞痛一服安。

方解：方用四逆汤温脾祛湿为君，调胃承气泻下为臣，佐以人参、当归益气养血，甘草调和诸药为使，则寒积下矣。

11. 理中汤（张仲景） 温中补脾。

歌曰：　　理中汤主理中乡，炙草人参术黑姜。

　　　　　　呕利阴寒腹痛盛，或加附子总扶阳。

方解：方用干姜大辛大热理中焦为君，用人参益气补脾为臣，用白术健脾祛湿为佐，用炙甘草甘缓和中，则胃寒下利愈矣。

12. 参附汤（《妇人大全良方》） 益气温阳。

歌曰：　　参附汤疗汗自流，肾阳脱汗此方求。

　　　　　　卫阳素虚用芪附，郁遏脾阳术附投。

方解：方用人参大补元气，用附子壮肾回阳则气虚冷汗四肢厥逆愈矣。如果是卫阳不固则用黄芪递换人参，补气止汗名芪附汤；若脾阳不振则换人参为白术名术附汤，治脾虚泻泄。此数方为后世温补之方加减立下原则性的规范。

13. 浆水散（张洁古） 吐泻转筋寒厥。

歌曰：　　浆水散中用地浆，炙草姜附高良姜。

　　　　　　再加桂枝及半夏，吐泻身凉立转阳。

方解：方用四逆汤温阳救逆为君，桂枝、高良姜温阳暖胃为臣，半夏降逆止呕为佐，使以地浆水补土益胃则霍乱可愈。

14. 厚朴温中汤（李东垣） 温中益胃，行气化湿。

歌曰：　　厚朴温中陈草苓，干姜草蔻木香停。

　　　　　　煎服加姜治腹痛，虚寒腹泻用皆灵。

方解：方用木香、厚朴行气消胀，干姜、草、蔻温中和胃，茯苓、陈皮补脾化痰，甘草、生姜和中止呕，则胃和矣。

15. 四神丸（王肯堂） 五更肾泻。

歌曰： 四神故纸吴茱萸，五味肉蔻四般需。

缩泉益智同乌药，山药和之便数除。

方解： 方用吴茱萸温阳明厥阴为君，肉豆蔻温中化湿醒脾为臣，补骨脂温补肾阳为佐，使以五味子酸收敛肾，则五更肾泻愈矣。

另缩泉丸用益智仁温肾补精，山药益胃补肾，佐以台乌药行气，则便数可愈矣。

16. 三物备急丸 冷热诸邪食积。

歌曰： 三物备救丸温通，大黄巴豆干姜攻。

食停肠胃胀难消，冷热诸邪此方宗。

方解： 方用大黄、巴豆，秉寒热之性，相反而相成，泻下而反缓，用干姜温中健胃，故能治食积及冷热诸邪。

17. 来复丹（《太平惠民和剂局方》） 上盛下虚，里实外热。

歌曰： 来复丹用玄精石，硝石硫黄橘红需。

青皮灵脂复元阳，上盛下虚阴邪除。

方解： 方用硝石、硫黄、玄精石各一两，橘红、青皮、灵脂各二两，先以硝石、硫黄研末，名二气末，余药研末醋糊为丸，每服豌豆大三十丸。

方用硝石、硫黄救阴复阳为君，余药破积行气化痰，故能治里寒外热之证。

18. 黑锡丹（《太平惠民和剂局方》） 镇纳肾阳。

歌曰： 黑锡丹能镇肾寒，硫黄入锡结成团。

胡芦故纸茴沉木，桂附金铃肉蔻丸。

方解： 方用黑锡、硫黄各二两镇纳肾阳为君，肉桂半两，余药各一两，用肉桂、附子、补骨脂、胡芦巴温肾益精为臣，用小茴香、木香芳香化浊为佐，使以金铃子疏肝理气则肾气纳矣。

若半硫丸亦为太平惠民和剂局之佳作，宋朝以文治国，一步步打开科学与化学的大门。所谓太平惠民，天下太平，惠施于民，诚为和剂局之良方。

19. 阳和汤（王洪绪） 一切阴疽。

歌曰： 　　　阳和汤法解寒凝，外症虚寒色属阴。

　　　　　　　熟地鹿胶炮姜桂，麻黄白芥草相亲。

方解： 此方要点，用熟地黄一两温补肝肾阴血为君，鹿角胶三钱补阳益精，强壮筋骨为臣，佐以白芥子二钱去痰通络，肉桂、甘草各一钱以温阳，炮姜、麻黄各五分以发汗通阳，则一切阴疽愈矣。

义按： 医生不言之秘在量，若《金匮》附方阳和汤中麻黄、炮姜用三钱，余药则相同，我以为比较合理。蔡文姬云汉家天子布阳和，即是送温暖于人民。所以炮姜、麻黄如果仅是五分，塞牙缝而已。则不能温阳发汗散邪于体外。

20. 寒疝导气方（《医方集解》） 寒疝气痛。

歌曰： 　　　寒疝痛用导气方，川楝茴香与木香。

　　　　　　　再加吴茱入厥阴，长流水煎疝痛蠲。

方解： 方用川楝子疏肝理气，小茴香温暖下焦，一寒一热臻中和为君，木香行气止痛为臣，再用吴茱萸散寒止痛为佐，煮以长流水则疝气愈矣。

21. 天台乌药散（李东垣） 寒疝结痛。

歌曰： 　　　天台乌药木茴香，川楝槟榔巴豆姜。

　　　　　　　再用青皮为细末，一钱酒下痛疝尝。

方解： 方用乌药行气止痛为君，小茴香暖肝散寒，青皮疏肝破气，木香行气止痛，高良姜散寒止痛共为臣药，槟榔行气化滞为佐，川楝子与巴豆同炒去巴豆，则相反而相成，成就治疝去痛之功。

22. 乌梅丸（张仲景） 蛔厥久痢。

歌曰： 乌梅三百连斤随，十两干姜四椒归。

参附桂辛柏六两，温脏安蛔战鼓催。

另歌： 乌梅丸用姜附参，归桂蜀椒与细辛。

黄连黄柏治郁热，温脏安蛔功效神。

乌梅三百枚，黄连一斤，干姜十两，蜀椒、当归各四两，人参、附子、桂枝、细辛、黄柏各六两。

方解： 方用乌梅一服三十克，酸敛安蛔为君，参附姜桂辛、蜀椒辛温温阳为臣，佐以当归补血和肝，使以黄连、黄柏清心厚胃坚肾，则蛔厥久痢均愈。

笔者验案： 乡邻木升之母，患胆道蛔虫病已近十日，痛苦呼号！请乡镇名医轮诊无效，适值余周假回乡，病家恳请往诊，云能医好定赠锦旗相谢。时有乡医为病者输液，余嘱请加氯丙嗪以安眠离苦，因察色按脉，即开乌梅丸与之，尽剂而病愈。后偶逢曾医此病之医者，谈及此病，余问先生所开何方？曰乌梅丸，吾曰善。问乌梅量多少？答曰六克，吾因让之曰：乌梅丸良方也，惜哉！杯水车薪，难以济其焚燎，乌梅丸方三百枚，且酸梅再加酸醋渍，是唯酸方可安蛔，则痛厥可止。如其时乌梅我开三十克，方始能侥幸取效，因志之以弗忘。

四、清方

1. 龙胆泻肝汤（《医宗金鉴》） 肝胆实火，下焦湿热。

歌曰： 龙胆泻肝栀芩柴，归地甘草次第开。

泽泻木通车前子，肝经湿热力能排。

方解： 方用龙胆草清肝胆实火为君，山栀子、黄芩清三焦游火，木通、泽泻、车前子清利湿热为臣，佐以当归、生地黄养血凉血，使以柴胡、甘草清肝和肝，推陈出新，协调诸药，则肝火平矣。

此方配伍精良，功效卓著，能治一切肝胆湿热之证，若淋浊带下、阴蚀阴痒、带状疱疹、湿疹红斑、高血压、中耳炎、头痛目赤、胁痛口苦，一切肝火胆热诸证。

笔者验案：族叔陈某，七旬有余，患膀胱癌，数次住院，云已转移。一夕病重，弥留之时，指名要吾诊治。诊得脉弦洪数大，舌苔黄厚满舌，膀胱热痛淋沥，烦躁辗转，显是肝经湿热，乃开龙胆泻肝汤合八正散三服，时病者及家人都无抱大希望，焉知三日后，病者竟能自己走来门诊，口中大呼神医！遂开药善后，时近半年，切除膀胱，至今已七载，犹如常人。

2. 当归龙荟丸（刘河间） 肝火热毒。

歌曰： 　　当归龙荟用四黄，山栀青黛苦寒方。

　　　　　　木麝二香姜汤下，一切肝火去无还。

方解： 方用龙胆草清肝利胆为君，黄连解毒汤合青黛清肝泻火为臣，佐以当归补血，大黄、芦荟泻下通便，使以木香、麝香行气开窍，更助药力，则肝火清矣。

3. 泻青丸（钱乙） 清肝止痛。

歌曰： 　　泻青丸用龙胆栀，大黄泻下莫迟疑。

　　　　　　羌防升上芎归润，火郁肝经此方施。

方解： 方用龙胆草清泻肝火为君，大黄、山栀子清热泻下为臣，佐以当归、川芎活血行血，使以羌活、防风祛风止痛而肝风火热清矣。

4. 栀子豉汤（张仲景） 胸中郁热，懊𢙒不眠。

歌曰： 　　栀子豉汤治懊𢙒，心烦不眠火可攻。

　　　　　　栀形如心豉似肾，滋水清心法宜宗。

方解： 方用山栀子清热去烦，豆豉发表散邪而烦热除矣。若加枳实名枳实栀子豉汤能宽肠下气止痛；若加甘草名甘草栀子豉汤，可治少气者；若心烦腹满，卧起不安者，栀子厚朴汤主之，即栀子豉汤去豉加厚朴、枳实。另，"医以丸药下之，身热不去微烦者，栀子干姜汤主之。"

5. 凉膈散（《太平惠民和剂局方》） 清利胸膈，解热泻下。

歌曰： 凉膈硝黄栀芩翘，竹叶甘草薄荷饶。

清上泻下疗膈热，中焦燥实服之消。

方解： 方用山栀子、黄芩清热解毒为君，硝、黄、草（调胃承气汤）软坚泻下为臣，竹叶、连翘清心凉膈为佐，使以薄荷、甘草和中凉润则中焦燥实愈矣。

6. 导赤散（钱乙） 清心，泻小肠火。

歌曰： 导赤生地与木通，草梢竹叶四般攻。

口糜淋痛小肠火，引热同归小便中。

或加黄连清心火，花粉玄麦皆可宗。

方解： 方用生地黄清心滋阴为君，竹叶治上焦火为臣，佐以木通引心火下降，使以甘草梢调和诸药，则热从小便出矣。热盛加黄连泻心火厚肠胃，则口腔溃疡、小肠热痢均愈矣。

7. 黄连解毒汤（《千金方》） 清热解毒。

歌曰： 黄连解毒芩柏栀，清热燥湿两相宜。

三黄石膏麻栀豉，姜枣细茶表里施。

方解： 方用黄连苦寒清心泻胃为君，黄芩清肺凉肠为臣，山栀子清热泻黄为佐，使以黄柏清阴坚肾，则三焦火热退矣。

至三黄石膏汤，乃在黄连解毒汤的基础上，加石膏清阳明火，再加麻黄、豆豉、姜枣细茶以解表，则表寒里热解矣。

8. 犀角地黄汤（《千金方》） 清心火，凉血。

歌曰： 千金犀角地黄汤，芍药丹皮四味安。

清热解毒兼凉血，血热妄行一服康。

方解：方用犀角清心凉血为君，生地黄滋阴止血为臣，芍药平肝敛阴为佐，使以牡丹皮凉血破瘀，则血热妄行之病愈矣。

9. 清瘟败毒饮（余师愚） 温疫热毒。

歌曰： 清瘟败毒栀连芩，犀丹地芍玄翘心。

石膏知母甘桔竹，温邪泻火即滋阴。

方解：方用犀角地黄汤清心凉血为君，黄连解毒汤清热解毒为臣，用大剂白虎汤清阳明火为佐，使以竹叶、连翘、桔梗、玄参清心解毒开提，则一切疫毒皆清矣。方中石膏、犀角、黄连、生地黄为要药，用大剂量，犀角用水牛角代。

10. 消斑青黛汤（陶节庵） 清心火，消斑。

歌曰： 消斑青黛栀连犀，石膏知母草同来。

玄参生地滋阴液，柴胡人参宜化裁。

便秘大黄另加入，丹皮紫草随症开。

姜枣煎加一匙醋，阳邪里实莫懈怠。

方解：方用犀角清心凉血解毒为君，黄连、青黛、山栀子清上焦火毒，白虎清阳明火为臣，佐以玄参、生地黄清阴凉血，使以人参、柴胡益气解半表半里之邪，则斑疹消矣。若温热发斑此二味（参柴）可去之。或加丹皮、紫草以凉血，便秘可加大黄泻下解毒。

11. 附子泻心汤（张仲景） 温通解毒。

歌曰： 附子泻心用三黄，温通清下一妙方。

大黄附子亦同理，热药下之心腹宽。

方解：方用附子回阳救急止汗为君，大黄泻下排毒为臣，黄连清热为佐，黄芩清肺去肠火为使，合之可温通排毒，治痛性休克为擅长。

12. 普济消毒饮（李东垣） 大头天行，腮腺炎。

歌曰： 　　普济消毒陈升柴，牛蒡马勃僵蚕来。

　　　　　　芩连甘桔玄翘薄，板蓝清毒重化裁。

方解： 方用黄连、黄芩清心泻肺为君，玄参、连翘、牛蒡子、马勃、僵蚕清咽解毒为臣，佐以升麻、柴胡、板蓝根升清抗毒，甘草、桔梗开提肺气；使以陈皮理气化痰，薄荷辛凉解表，则热毒除矣。

13. 黄连阿胶汤（张仲景） 泻火滋阴。

歌曰： 　　黄连阿胶鸡子黄，芍药黄芩清心方。

　　　　　　更有驻车归醋用，连胶姜炭血痢宽。

方解： 方用黄连清心泻火为君，黄芩、芍药清火敛阴为臣，佐以阿胶滋阴止血，使以鸡子黄入心清滋，合之则阴滋而火制矣。

该方乃《汤液经》小朱雀汤，清滋并施，火降而心安矣。

笔者验案（黄连阿胶汤治毒痢）： 陈某，男，30 岁，病痢，大便下血如鸡鸭肝，腹痛而里急后重，烦躁欲死，主症已明，乃中毒性痢疾，作黄连阿胶汤，日三服，再剂而愈。

考方用黄连黄芩清心安肠，方中黄连用四两乃论中最多，再以芍药敛阴止痛，阿胶、鸡子黄清而润之，则痢去血止。"心不受邪"，清滋之药，安君之道也，则邪去而君国安。古人云"宁为贤士，不为忠臣"，贤士能因势利导，皆大欢喜，忠臣不懂屈曲，败君之名，无益于道，两败俱伤也。有诗为证："为臣愿做东方朔，不作比干剖心冤。宁身安邦中医法，经方易理大道宽。"

14. 安宫牛黄丸（吴瑭） 清心开窍，解毒泻火。

歌曰： 　　安宫牛黄犀麝香，珍珠冰片金箔良。

　　　　　　雄朱芩连郁栀入，开窍清心功最强。

方解： 方用犀角、牛黄清心化痰热为君，黄连、黄芩、栀子、雄黄清热解毒为臣，佐以朱砂、珍珠、郁金、金箔镇心安神，使以麝香、冰片芳香开窍凉润，则火热去而心神安矣。

15. 化斑汤（吴瑭） 清热化斑。

歌曰：　　　　化斑汤藏白虎汤，玄参犀角一服安。

　　　　　　　　或加大青银丹地，神昏斑疹温邪康。

方解： 方用犀角清心解毒，白虎汤清阳明火热。玄参清阴降火，则火去斑消矣。或加大青叶、银花、牡丹皮、生地黄，则清热解毒凉血之功更强。

16. 至宝丹（《太平惠民和剂局方》） 清心开窍。

歌曰：　　　　至宝朱砂麝息香，雄黄犀角牛黄将。

　　　　　　　　金银两箔加龙脑，琥珀还同玳瑁良。

方解： 方用犀角、牛黄清心化痰热为君，雄黄、朱砂、玳瑁清热解毒，龙脑、琥珀以伏龙藏虎为臣，佐以金银二箔安神镇惊，使以麝香、安息香芳香开窍则病除矣，局方此方药昂贵，其欲用之，"此曲只应天上有"，求广闻而已。

17. 左金丸（朱丹溪） 肝经火郁吐酸。

歌曰：　　　　左金连茱六一丸，肝经火郁吞吐酸。

　　　　　　　　再加芍药名戊己，热泻热痢服之宽。

方解： 方用黄连、吴茱六比一之比例为末，可治肝经火郁吐酸之病。若加芍药柔肝止痛名戊己丸，能治热泻热痢。

18. 清胃散（李东垣） 口疮，牙痛。

歌曰：　　　　清胃散用升麻连，当归生地牡丹全。

　　　　　　　　更益石膏平胃热，口疮龈肿一齐蠲。

方解： 方用黄连清心泻胃为君，归、地养血和血为臣，佐以丹皮凉血破瘀，使以升麻升清解毒，则血热可愈。若再加石膏清阳明火，则治牙痛之力更强。

19. 泻黄散（钱乙） 胃热，口疮。

歌曰： 泻黄甘草与防风，石膏栀子藿香充。

炒香蜜酒调和服，胃热口疮并见功。

方解： 方用石膏、栀子清胃泻火为君，黄连清心解毒为臣，佐以防风祛风，藿香去秽，使以甘草调和诸药，则胃热口疮愈矣。

20. 茵陈蒿汤（张仲景） 黄疸。

歌曰： 茵陈蒿能治疸黄，阴阳寒热表里方。

阳黄大黄栀子进，阴黄四逆阳回还。

寒疸栀子干姜入，热黄栀子柏皮端。

表黄仲景麻翘豆，茵陈五苓里湿关。

方解： 方用茵陈蒿清热去黄，栀子泻火治疸，再加大黄清热泻下则湿清而黄疸去矣。如病有阴阳，若脉沉迟面晦暗，手足冷者属阴黄，则用茵陈蒿加干姜、附子治之，或再加炙甘草名茵陈四逆汤，效亦如斯。至病有寒热，夹寒者有栀子干姜汤以温之，夹热有栀子柏皮汤（加炙草）以治之。若太阳阳明并病者用麻黄连翘赤小豆汤治之，若热壅中焦则宜大黄硝石汤（再加栀子柏皮）泻之。总之"神而明之，存乎其人"而已哉！

笔者验案（栀子干姜汤治愈半阴半阳证黄疸）： 克昌叔之孙，6岁，男，身目黄染，显是黄疸，西医危言耸听，云是肝炎，须隔离住院，听之目眩，请余诊治。症见病儿虚胖，面色晦暗，小便黄赤。中医辨证，晦暗属阴，黄赤属阳，显是半阴半阳证黄疸，开栀子干姜汤，方无加减，药仅两味，平淡无奇，数剂而愈矣。

21. 白虎汤（《伤寒论》） 清阳明火。

歌曰： 白虎汤用生石膏，知母甘草粳米投。

加参滋补培元气，清热止渴功效高。

方解：方用石膏一斤，清热泻火为君，知母六两滋阴清热为臣，佐以粳米四两和胃气，使以炙甘草二两调和诸药，而大热大汗大渴脉洪大，四大皆清矣。

上四味，以水一斗，煮米熟，汤成，分服一升。

义按："米熟汤成"下或有阙文，以理推之，一斗水煮米熟，最少剩六升而非三升，以一斤石膏折二百五十克计，除六则约为四十克一服，可为诸大德者参考。

考《伤寒论》白虎类方和竹叶石膏汤皆用一斤。如大青龙则为鸡子大，小青龙加石膏则为二两量，麻杏甘石汤虽为半斤，但剂仅二服，医者宜认真体察。特别是《汤液经》二旦六神方，更分铢必计，以为典范。

22. 竹叶石膏汤（张仲景） 清热除烦。

歌曰： 竹叶石膏汤人参，麦夏甘姜粳米从。

气阴两伤脉虚数，暑烦热渴细推寻。

方解：方用石膏一斤，清阳明热为君，竹叶二把清心除烦，人参、麦冬生津润肺为臣，半夏、生姜、粳米降逆和胃为佐，使以甘草调和诸药，药量要点为人参、甘草、生姜各二两，半夏、粳米各半升，麦冬加倍为一升。

23. 麻杏甘石汤（张仲景） 解表清里治喘嗽。

歌曰： 伤寒麻杏甘石汤，解表清里喘嗽安。

越婢去杏加姜枣，利水泻火一服康。

方解：方用麻黄四两辛温解表发汗为君，杏仁利肺气为臣，佐以石膏半斤清肺胃之火，使以甘草调和诸药，则表解而里热清矣。考麻黄汤与麻杏甘石汤仅桂枝与石膏一味之差，而寒热冰炭相反，变辛温为辛凉，此配方之妙也。至越婢汤与上二方同有石膏，而无杏仁，故不治喘嗽之病而治水肿走表也。至此方与大青龙之较，则少桂枝姜枣，故大青

第二章 新撰汤头歌诀

| 143 |

龙治寒多热少证，若麻杏甘石则清肺热者多矣。

24. 千金苇茎汤（孙思邈） 肺痈痰热。

歌曰： 千金苇茎生薏仁，瓜仁桃仁四味邻。

吐咳肺痈痰秽浊，凉营清气自生津。

方解： 方用苇茎清凉通气为君，薏苡仁祛湿排脓为臣，桃仁破瘀除痰为佐，冬瓜子补脾祛湿排脓为使，则肺痈愈矣。

25. 桔梗汤（严用和） 肺痈虚热痰火。

歌曰： 桔梗汤中用甘枳，桑皮贝母栝楼子。

百合防己薏杏仁，当归北芪姜煎此。

肺痈吐咳及咽干，便秘大黄可加使。

方解： 方用桔梗、甘草、薏苡仁清肺排脓，杏仁、桑白皮、浙贝、瓜蒌仁泻肺滑痰，归、芪、百合补血润肺，用防己祛湿，枳壳行气，生姜行水，则肺痈痰热清矣。

26. 滋肾通关丸（李东垣） 滋肾利窍。

歌曰： 滋肾通关桂柏知，尿闭不渴下焦医。

大补阴丸除肉桂，地龟猪髓合之宜。

方解： 方用知母、黄柏清阴坚肾泻火，反佐以肉桂辛热通窍，则淋热小便不通愈矣。

大补阴丸则去肉桂之辛热，而用知母、黄柏滋阴降火，熟地黄滋阴补肾，龟板滋阴潜阳，使以猪骨髓血肉有情，则大补阴精矣。

27. 六一散（刘河间） 清热消暑利小便。

歌曰： 六一滑石兼甘草，解肌行水兼清燥。

统治表里及三焦，暑烦热渴泻利保。

益元碧玉及鸡苏，砂黛薄荷和合好。

方解： 方用滑石甘寒而滑，通利六腑三焦，少佐甘草解毒和胃，药量为六比一故名六一散。

若加朱砂名益元散，加青黛名碧玉散，加薄荷名鸡苏散，治法大同而小异。

28. 八正散（《太平惠民和剂局方》）结石痛淋。

歌曰：　　　　八正木通与车前，扁蓄大黄滑石研。

　　　　　　　　草梢瞿麦加栀子，煎加灯草痛淋蠲。

方解： 方用山栀子清热泻火为君，扁蓄、瞿麦通淋消石为臣，再佐以大黄、滑石通利二便，车前、木通、灯草清利湿热，使以甘草梢调和诸药，则热去淋通石散矣。

29. 五皮饮（《太平惠民和剂局方》）皮水。

歌曰：　　　　五皮饮用五般皮，陈茯姜桑大腹皮。

　　　　　　　　或用五加易桑白，脾湿肤胀此方施。

方解： 方用茯苓皮祛湿为君，陈皮消胀，生姜皮辛散利水为臣，佐以桑皮泻肺，腹皮消积，则水肿消散矣！

30. 舟车丸（张子和）阳水燥实。

歌曰：　　　　舟车牵牛大黄将，遂戟芫花与木香。

　　　　　　　　青皮橘皮加轻粉，燥实阳水一服蠲。

方解： 方用牵牛子清利二便为君，大黄泻下，甘遂、大戟、芫花攻邪逐水为臣，佐以青皮、橘皮、木香行气消胀，使以轻粉清热利水，则二便通而水肿除矣。

31. 桑菊饮（吴瑭）辛凉解表，清热止嗽。

歌曰：　　　　桑菊饮中桔梗翘，杏仁甘草薄荷饶。

　　　　　　　　芦根为引轻清剂，热盛阳明母膏调。

方解： 方用桑叶、菊花清肝泻肺为君，连翘、芦根清热解毒为臣，桔梗、杏仁宣肺止嗽为佐，使以甘草、薄荷甘平凉润，则温病清矣！

方用桑叶二钱半（8克），菊花一钱（3克），连翘一钱半（5克），杏仁、桔梗、芦根各二钱（6克），甘草、薄荷各八分（3克），水二杯煮一杯，顿服，日二服。

义按： 此方为温病体系辛凉轻剂第一方，堪称典范，故宜着重评弹一下。吴瑭医名则大矣，如度量则嫌小矣。君药桑叶连三钱都不敢开，若甘草、薄荷仅八分，真是惜药如金。反观经方桂枝汤，一剂三两则服为一两（折今五钱），桑菊饮均量为二钱，其不及经方量之二分之一，至若与辛凉重剂白虎汤量比，吴氏方（石膏一两，知母五钱，甘草二钱，粳米一合）石膏量一两（30克）较经方石膏剂一斤（250克），皆剂三服，则差约八倍矣。我以为今日石膏之常用量应以30克一服。一般药之量为10克一服为宜。读古人书，应善于类比，特别是对药量之折合，及剂与服之别，当认真计量，治病才心中有数。因而面对如此复杂之计量，我所撰汤歌方解，一般都不加剂量，仅为画龙点睛而已。考时有不同，地有异域，人有强弱，病有浅深，医有执着，药有家野，质有品级，唯神而明之者堪称良医。若此则不浪费作者笔墨，亦不耽误读者时间，方符合科学巨匠钱学森"定性定量综合集成"之方法。皆大欢喜矣。

32. 银翘散（吴瑭） 辛凉平剂，清热解毒。

歌曰： 银翘散中用竹牛，荆豉甘桔表中求。

芦根薄荷清凉剂，热盛栀芩坻中流。

方解： 方用银花、连翘清热解毒为君，芦根、竹叶轻清凉润为臣，佐以牛蒡子、甘、桔清咽去痰，荆芥、豆豉解表，使以薄荷辛凉清上则温热之气平。

33. 桑菊银翘颂

歌曰：　　　银翘桑菊辛凉宗，甘桔芦翘薄荷共。

荆豉解表银蒡竹，桑菊杏合各分攻。

栀芩母膏寒凉别，说与后贤方药通。

方解：桑菊饮与银翘散为辛凉解表之轻剂、平剂，二方有桑、菊与银、竹之分别，有杏、蒡之异，银翘散还有荆、豉之解表，如其同者共有芦、翘、甘、桔、薄之辛凉。至热盛桑菊饮常加石膏、知母，银翘散则多加山栀子、黄芩。二方合之仅是银翘散加桑叶、菊花、杏仁，治风热感冒功效多多，蔚为楷范。

34. 清解透表汤　清热解表。

歌曰：　　　清解透表银花开，连翘桑菊蝉飞来。

升葛甘桔蒡紫草，无常之病贵化裁。

方解：方用桑菊银翘辛凉透表为君，升麻葛根升阳明清气为臣，佐以桔梗、牛蒡子清咽去痰，使以蝉蜕、甘草疏风养胃，则风热平矣。

35. 清咽栀豉汤　清咽解毒。

歌曰：　　　清咽栀豉银翘犀，牛蒡马勃蚕蝉来。

薄荷甘草辛凉润，清热解毒莫懈怠。

方解：方用银翘、犀角清心解毒为君，栀、豉清解胸中烦热为臣，佐以牛蒡子、马勃、僵蚕、蝉蜕疏风去痰，使以薄荷、甘草辛凉轻清调和诸药，则热退毒清矣。

36. 玉女煎（张景岳）　清气凉营，滋阴降火。

歌曰：　　　玉女煎中地膝兼，石膏知母麦冬全。

阴虚胃火牙痛效，去膝地生温热瘁。

方解：方仿白虎意清阳明火为君，熟地黄、牛膝滋阴降火引热下行为臣，麦冬清心润燥为佐，则阴虚胃火牙疼可愈。若为温病则去除牛膝，熟地黄换成生地黄则更能凉血解毒。

37. 清营汤（吴瑭） 清气凉营。

歌曰： 　清营汤治舌绛红，邪入心包营血中。

　　　　　犀角黄连元地麦，银翘丹竹颂和衷。

方解： 方用犀角清心凉血为君，黄连、银翘清心解毒为臣，佐以增液汤（玄参、生地黄、麦冬）以滋水，丹皮凉血，使以竹叶轻清上扬，而热散心清。

38. 清宫汤（吴瑭） 清宫凉心。

歌曰： 　清宫汤中犀角斟，玄麦莲竹连翘心。

　　　　　热入心包宜清滋，以心清心能安神。

方解： 方用犀角清心凉血为君，玄参、麦冬清阴润燥为臣，佐以连翘心、莲子心清心解毒，使以竹叶心入心解毒，则心宫安矣。

39. 青蒿鳖甲散（吴瑭） 阴分伏热。

歌曰： 　青蒿鳖甲知母丹，阴分伏热生地餐。

　　　　　夜热早凉身无汗，从里达表病自安。

方解： 方用青蒿清阴分伏热为君，鳖甲滋阴退热，知母清阴降火为臣，佐以生地黄滋阴凉血，使以丹皮凉血解毒，则邪伏阴分，夜热早凉，脉细数，舌红少津之病痊矣。

40. 清骨散（王肯堂） 骨蒸劳热。

歌曰： 　清骨散用银柴胡，秦艽鳖甲胡连扶。

　　　　　地骨青蒿知母草，骨蒸劳热保无虞。

方解： 方用银柴胡退虚热为君，知母滋阴降火，胡黄连清血热为臣，佐以地骨皮清肺治骨蒸，青蒿、秦艽治阴分伏热，鳖甲滋阴潜阳，使以甘草调和诸药，则劳热退矣。

附 外科撮要

1. 金银花酒（齐德之） 清热解毒，治痈疡初起。

歌曰：　　　金银花酒加甘草，奇疡恶毒皆能保。

　　　　　　护膜须用蜡矾丸，二方均是疡科宝。

方解：方用金银花30克，甘草6克水煮加酒调服。至于护膜丸则用蜂蜡、白矾为丸，二方均是疡科宝。

2. 仙人活命饮（陈自明） 一切痈疽。

歌曰：　　　仙人活命金银花，防芷归陈草节嘉。

　　　　　　贝母天花兼乳没，穿山角刺酒煎佳。

方解：方用金银花清热解毒为君，皂角刺、山甲、花粉清热通络破瘀为臣，佐以防风、白芷、乳没祛风止痛，当归、陈皮活血调气，使以甘草调和诸药，则痈疡初起皆消散矣。

3. 散肿溃坚汤（李东垣） 外科疡毒。

歌曰：　　　散肿溃坚芩柏连，花粉知母龙胆彰。

　　　　　　升柴翘葛兼甘桔，归芍棱莪昆布良。

方解：方用芩、柏、连三黄清热解毒为君，胆草、知母、花粉清热养阴止渴为臣，佐以升麻、柴胡、连翘、葛根升阳明清气，归、芍、三棱、莪术、昆布和血化瘀，使以甘、桔清热排脓，则痈疡可愈。

4. 五味消毒饮 疔疮。

歌曰：　　　五味消毒疗诸疔，银花野菊蒲公英。

　　　　　　紫花地丁天葵子，疔疮初起一服清。

方解：方用金银花清热解毒为君，苦菊清肝消肿为臣，公英、地丁清热活血为佐，使以天葵子通络解毒，则疔疮可愈。

5. 透脓散　透毒排脓。

歌曰：　　　　透脓散治毒成脓，服此能增速溃功。

　　　　　　　川芎归芪山甲皂，加芷蒡银效益宏。

方解： 方用当归、川芎以活血，黄芪补气治久败疮，山甲通络破瘀，皂角刺穿破解毒，则脓熟疮破矣。

6. 托里消毒饮　补托排脓去毒。

歌曰：　　　　托里消毒用八珍，去地加芪八味同。

　　　　　　　银翘白芷消痈毒，气血双补毒可攻。

方解： 方用八珍汤大补气血为君，去生地者怕其阴瘀，加黄芪者，补气托疮为臣药，佐以银翘、白芷解毒止痛，则虚疡可愈。

五、燥方

1. 平胃散（《太平惠民和剂局方》）　健脾祛湿益胃。

歌曰：　　　　平胃散中苍术君，厚朴为臣陈草均。

　　　　　　　除湿散满驱瘴气，调胃诸方土德邻。

　　　　　　　或加二陈或五苓，平陈胃苓痰湿清。

　　　　　　　若合小柴名柴平，除疟健脾功最神。

方解： 方用苍术健脾祛湿为君，厚朴行气消胀为臣，佐以陈皮理气化痰，使以甘草调和诸药，或加姜枣调和营卫，则一切脾虚胃湿皆愈矣。此方为调胃主方，若加二陈汤名平陈汤，则能健脾平胃去痰湿。或加五苓散名胃苓汤，治暑月脾湿水泻有很好的疗效。若合小柴胡汤名柴平汤，能够除疟运脾祛湿治瘴气。

2. 小半夏加茯苓汤（张仲景）　行水止呕消痞。

歌曰：　　　　小半夏加茯苓汤，行水消痞生姜匡。

　　　　　　　加桂除夏治悸厥，茯苓甘草水气康。

方解： 方用半夏降逆止呕，生姜温阳行水，加茯苓健脾祛湿。故能止呕化痰湿。若此方加桂枝、甘草去半夏名茯苓甘草汤，能助膀胱气化，解表利水，后面桂苓类皆有此温阳利水之功效。

3. 二妙丸（朱丹溪） 清热化湿。

歌曰： 二妙丸中苍柏煎，若云三妙膝须添。

若加防己瓜桑薏，痿痹足疾湿热痊。

方解： 方用黄柏清热坚阴，苍术补脾祛湿，故能治湿热之证，为湿热证基础方。若加牛膝名三妙丸，能治足疾痿痹。若再加防己、木瓜、桑枝、薏苡仁名加味三妙散，能治湿热脚气。

4. 藿朴夏苓汤 湿温暑疫。

歌曰： 藿朴夏苓治湿温，猪苓泽泻豆豉存。

杏仁薏仁白豆蔻，健脾祛湿渗为尊。

方解： 方用藿、朴、夏、苓芳香化湿止呕化痰为君，三仁（杏仁、白蔻仁、薏苡仁）通利三焦祛湿浊为臣，佐以猪苓泽泻利水湿，使以豆豉宽胸解表，则一切暑湿浊邪均化矣。

5. 大橘皮汤（方贤） 水肿，泻泄。

歌曰： 大橘皮汤湿热清，五苓六一二散精。

木香槟榔陈皮入，水肿泻泄湿浊因。

方解： 方用五苓散通阳行水为君，大橘皮行气化痰，木香理气消滞为臣，佐以六一散清利湿热，使以槟榔宽肠化积，则水肿泻泄皆愈矣。

6. 三仁汤（吴鞠通） 三焦湿热浊邪。

歌曰： 三仁杏蔻薏苡仁，朴夏通草滑竹从。

湿温汗渴兼闷热，舌苔白腻功最神。

方解： 方用杏仁、蔻仁、薏苡仁清利三焦湿浊为君；竹叶、滑石清心火祛湿热为臣；佐以半夏、厚朴化痰祛湿浊，消胀宽肠；使以通草，引湿热下行，则三焦湿热清矣。此方辨证要点为发热汗出，特别是舌苔白厚腻，溺黄赤。

笔者验案：忆余年青时，农忙插秧，上有烈日之当空，下有水田漾微波，人饥肠劳作于其中，湿热熏蒸，乃罹患湿热之病，夜即发热汗出身懒，舌苔白厚腻。作三仁汤服之，顿觉口中辛香，舌上白苔纷纷而化，湿热虽缠绵，对证如反掌，志之以备不忘。

7. 三痹汤（附：独活寄生汤）（《千金方》） 风寒湿痹。

歌曰：　　　三痹汤治风气痹，四物为君加参芪。

　　　　　　　桂苓防芄独细草，续断杜仲牛膝施。

方解：方用独活、细辛祛风胜湿止痛为君；用防风、秦芄以祛风，桂枝、茯苓以温阳祛湿为臣；佐以四物加参芪以大补气血，牛膝、川断、杜仲大补肝肾，强腰脚壮筋骨；使以甘草调和诸药，则风寒湿痹除矣。

若加桑寄生去黄芪、续断，名独活寄生汤，亦是腰腿痛常用之方。

8. 五淋散（《太平惠民和剂局方》） 清热通淋，活血利水。

歌曰：　　　五淋散用草栀仁，归芍茯苓亦堪珍。

　　　　　　　当归散益妇人妊，芎芍苓术功效神。

方解：方用山栀子清热通淋为君，茯苓利水渗湿为臣，当归、芍药养血为佐，使以甘草调和诸药，此方为淋病之基础方。气淋加台乌药、石菖蒲；血淋加阿胶、滑石、小蓟、茜草，膏淋合萆薢分清饮，劳淋合补中益气汤，石淋合八正散。

另者还有一流行的热淋湿浊，宜合龙胆泻肝汤或加金银花、土茯苓、滑石，多有奇效。

9. 萆薢分清饮（杨士瀛） 膏淋精浊。

歌曰：　　　萆薢分清石菖蒲，草梢乌药益智扶。

或益茯苓盐煎服，清心固肾浊精除。

缩泉益智同乌药，山药为丸便数须。

方解：方用萆薢利湿化浊为君，石菖蒲清心开窍利湿为臣，佐以益智仁温肾固精，乌药温肾行气，使以甘草调和诸药，则淋浊分清矣。或加茯苓以盐煎服，则更能清心固肾祛湿浊。

若缩泉丸则由益智仁、石菖蒲和怀山药组成，能治肾虚尿频遗尿之证。

10. 甘露消毒丹（叶天士）暑疫湿温。

歌曰：　　　甘露消毒蔻藿香，茵陈滑石木通菖。

芩翘贝母射干薄，暑疫湿温功效彰。

方解：方用藿香、白豆蔻芳香化湿为君，黄芩、连翘、浙贝、射干、薄荷清咽利膈为臣，茵陈、滑石清利湿热为佐，使以木通引湿热下行，则暑湿浊邪化矣。

11. 鸡鸣散（王肯堂）寒湿脚气。

歌曰：　　　鸡鸣散服脚气蠲，苏叶吴萸桔梗姜。

瓜橘槟榔煎冷服，脾湿脚肿功效彰。

方解：方以槟榔降气利水消滞为君，木瓜祛湿舒筋为臣，佐以吴茱萸、生姜温阳利水，苏叶、桔梗宣通气机外解表邪，使以陈皮行气止呕，则湿脚气除矣。

12. 葛花解醒汤（李东垣）酒积脾湿。

歌曰：　　　葛花解醒香砂仁，二苓参术蔻青陈。

神曲干姜兼泽泻，温中利湿酒伤珍。

方解：方用葛花甘平以解酒毒，祛湿浊为君，神曲去酒食积，草豆蔻、木香、砂仁温中化湿为臣，佐以人参、干姜、白术理中温脾，猪苓、茯苓、泽泻以祛湿利水，使以青皮、陈皮以行气止呕，则酒积可消矣。

13. 保和丸（朱丹溪） 消食去积。

歌曰：　　保和神曲与山楂，苓夏陈翘卜子佳。

　　　　　　曲糊作丸麦汤下，大安丸内白术加。

方解： 方用神曲、莱菔消食去膨下气为君，山楂消食去积为臣，佐以茯苓、半夏、陈皮化痰止呕，使以连翘清热破结，则食积去矣。

大安丸则再加白术以健脾祛湿，为消补兼行之良方。

14. 当归拈痛散（李东垣） 疮疡湿热脚气。

歌曰：　　当归拈痛羌防功，猪泽茵陈升葛从。

　　　　　　二术苦参知芩草，疮疡湿热此方宗。

方解： 方用当归、防风、羌活活血祛风止痛为君，苍术、白术健脾燥湿，猪苓、泽泻利水化湿为臣，佐以知母、黄芩、茵陈、苦参清利湿热，使以升麻、葛根、甘草升阳明清气，则湿热脚气及疮疡愈矣。

15. 丹参饮（《时方歌括》） 心胃诸痛。

歌曰：　　丹参饮里用檀砂，心胃绞痛效可嗟。

　　　　　　百合汤中乌药佐，专除郁气不需夸。

　　　　　　圣惠更有金铃子，酒下延胡顶呱呱。

方解： 方用丹参活血去瘀为君，古云"一味丹参功同四物"。再以檀香芳香止痛为臣，佐以砂仁健胃止痛，因而对心绞痛、胃痛都有良效。

百合乌药汤用乌药舒郁止痛，百合开心气，合之故能开心舒郁止痛。

另有金铃子散，川楝子苦寒疏肝泄热，延胡索活血止痛，合之可治血积疼痛。

三方皆能止痛，但丹参饮偏在活血，百合乌药汤偏于开心舒郁，金铃子散偏于清肝泄热。三方为心胃诸痛基础方，临证加减，各取所需。

16. 二陈汤（《太平惠民和剂局方》） 化痰止呕。

歌曰： 　　二陈汤中半夏陈，益以茯苓甘草臣。

　　　　　　　煎加姜梅除痰饮，一切痰湿此方珍。

　　　　　　　导痰汤内加星枳，顽痰胶固功力崇。

　　　　　　　或加竹茹与枳实，汤名温胆可宁神。

　　方解： 方用半夏降逆止呕为君，陈皮化痰行气为臣，白茯苓健脾祛湿为佐，甘草调和诸药为使，则痰湿清矣。

　　如导痰汤则加南星、枳壳，对顽痰胶固有特效。

　　或加竹茹与枳实名温胆汤，可化痰湿、温胆宁神。一切治痰饮之证方都由二陈汤加减扩充而成。

17. 涤痰汤（严用和） 中风痰迷。

歌曰： 　　涤痰汤用半夏星，甘草橘红参茯苓。

　　　　　　　竹茹菖蒲共枳实，痰迷舌强服之醒。

　　方解： 方用南星祛风化痰为君，温胆汤温胆化痰为臣，佐以人参益气，使以石菖蒲开窍清心，则痰消气壮矣。

18. 清气化痰丸（《医方考》） 清热化痰。

歌曰： 　　清气化痰星夏橘，杏仁枳实瓜蒌实。

　　　　　　　芩苓姜汁为糊丸，气顺火消痰自失。

　　方解： 方用二陈汤去甘草加南星以化痰祛湿为君，杏仁、枳实、瓜蒌实以滑痰止嗽为臣，佐以黄芩以清热，使以生姜去星夏之毒，则气顺痰失火消矣。

19. 滚痰丸（王隐君） 顽痰怪症。

歌曰： 　　滚痰丸中礞石将，大黄黄芩及沉香。

　　　　　　　百病多因痰作祟，顽痰怪症皆能蠲。

　　方解： 方用礞石清利顽痰为君，黄芩清肺热为臣，佐以大黄泻下积垢，使以沉香下气降痰，则顽痰自清。

20. 竹沥化痰丸 滚痰定惊宁神。

歌曰： 竹沥化痰用二陈，竹沥姜汁与人参。

滚痰丸加清痰热，补虚定惊能宁神。

方解： 方用滚痰丸清热化痰定惊为君，二陈汤化痰祛湿为臣，佐以人参补虚益气，使以竹沥、姜汁以化痰，则痰迷愈矣。

21. 定痫丸 化痰定痫。

歌曰： 定痫丸中用二陈，麦冬川贝胆星攻。

天麻僵蚕辰琥珀，丹参菖蒲姜沥通。

方解： 方用天麻、僵蚕、胆星、琥珀祛风定痫为君，二陈汤化痰湿，川贝、麦冬止咳逆为臣，佐以丹参活血破瘀，菖蒲清心开窍，使以生姜、竹沥化痰通络，则痫风息矣。

22. 半夏天麻白术汤（李东垣） 气虚痰湿风眩。

歌曰： 半夏天麻白术汤，六君去甘苍柏芪。

芪泽干姜麦芽曲，痰厥风眩一服康。

方解： 方用天麻祛风定痉为君，苓夏陈皮化痰止呕，人参、黄芪、白术补气健脾为臣，佐以干姜温中，泽泻利水，二妙丸即苍术、黄柏清湿热，使以神曲、麦芽消食去积，则痰厥可愈。此方治现代医学梅尼埃病即中医气虚痰湿型风眩有良效。

23. 橘皮竹茹汤（严用和） 呕恶呃逆。

歌曰： 橘皮竹茹用二陈，枇杷人参麦门冬。

姜枣和之治呕恶，中虚呃逆见奇功。

金匮药少量却大，三十大枣法可宗。

方解： 方用二陈汤理气化痰为君，竹茹、枇杷叶降逆止呕为臣，人参、麦冬补气润肺为佐，使以姜枣止呕安中，则呃逆止。

至《金匮》橘皮竹茹汤药少量大，陈皮用二斤、竹茹二升、大枣三十枚、生姜半斤、甘草五两、人参二两，水煎分温三服，意在补虚降逆。

考《伤寒论》中大枣用三十枚者，还有炙甘草汤，量为群阴会，二十五枚的有苓桂甘枣汤、竹叶汤、当归四逆汤、当归四逆加吴茱萸生姜汤四方，是为群阳会，即阳数1、3、5、7、9之和，如一般用量大体在一剂为十二枚者居多，此为象数之学，可作为借鉴。

24. 指迷茯苓丸（孙思邈）伏饮停痰。

歌曰：　　指迷茯苓丸最精，风化芒硝枳半并。

　　　　　　臂痛难移脾气阻，停痰伏饮有盛名。

方解：方用茯苓健脾利水为君，芒硝泻下利水为臣，佐以枳壳宽中下气，使以半夏化痰止呕，故能治脾气阻之伏饮症。

25. 三子养亲汤（韩懋）痰火。

歌曰：　　三子养亲痰火方，芥苏莱菔共煎汤。

　　　　　　外台别有茯苓饮，参术陈姜枳实尝。

方解：方用苏子化痰降气，白芥子通络化痰，莱菔子消热消胀，三子合之故能治痰热。

另有外台茯苓饮，用人参、茯苓、白术补脾益肺，枳实、陈皮、生姜行气化痰利水，则脾虚痰湿愈矣。

26. 丁香柿蒂汤（张元素）气虚呃逆。

歌曰：　　丁香柿蒂人参姜，呃逆因寒中气伤。

　　　　　　济生香蒂仅二味，或加陈茹用皆良。

方解：方用丁香辛温芳香止呕为君，柿蒂和中为臣，人参补气为佐，使以生姜温阳利水，则呃逆止矣。

27. 四七汤（陈言） 七情痰结。

歌曰： 　四七汤使七情舒，半夏厚朴茯苓苏。

　　　　　　姜枣煎之理郁结，痰涎呕逆尽能除。

　　　　　　又有局方名四七，参桂夏草功更殊。

方解： 方用半夏降逆化痰，厚朴行气宽肠，茯苓健脾燥湿，苏叶温肺解表，姜枣调和营卫。方名四七，乃四味药能治七情病故名。

此方与仲景半夏厚朴茯苓苏叶汤同，可治梅核气及痰气阻结，此方证妇女多见。

另局方亦有四七汤，由人参桂枝半夏甘草组成，乃治气虚痰阻之病。

28. 四磨汤（严用和） 七情气结，脾气不舒。

歌曰： 　四磨汤治七情侵，人参乌药及槟沉。

　　　　　　磨汁煎服除逆气，实者枳壳易人参。

　　　　　　去参加入木香枳，五磨饮子白酒斟。

方解： 方用人参补脾益气，乌药理气止痛，槟榔行水化滞，沉香下气降逆，四药磨汁煎服，能治气虚郁结之病，实证人参可换成枳壳。

若四磨汤去参再加木香枳壳名五磨饮子，则行气解郁功效更强。

29. 越鞠丸（朱丹溪） 气血痰火湿食六郁。

歌曰： 　越鞠丸治六般郁，气血痰火湿食因。

　　　　　　芎苍香附兼栀曲，气畅郁舒痛闷伸。

　　　　　　又六郁汤芎苍附，参苓橘半栀砂仁。

方解： 方用香附治气郁，川芎治血郁，苍术治痰湿郁，山栀子治火郁，神曲治食郁，气通则郁解矣。

另有六郁汤，与越鞠丸有川芎、苍术、香附、山栀子四味相同，仅少神曲而多人参、茯苓、橘皮、半夏、砂仁，其补虚化痰健胃之功效更胜。

30. 苍耳散（严用和）　鼻渊。

歌曰：　　　苍耳散中用薄荷，辛夷白芷葱茶和。

再加清震麻辛附，寒湿鼻渊不扬波。

方解：方用苍耳子透脑止涕为君，辛夷散风热、通九窍为臣，佐以白芷消肿止痛，使以薄荷叶清利头目，冲茶服之通窍降浊，则鼻渊愈矣。

此方再加清震汤（升麻、苍术、荷叶）及麻附辛汤，则可治寒湿鼻渊。

义按：时移世易，考现代风扇、空调流行，若风寒袭鼻，汗出入浴，皆易罹患风寒湿之病，如三拗汤、麻附辛汤各有奇功也。若"鼻中寒湿，内药鼻中则愈"，属外治之法，然内治如用苍术，能去寒湿也，加升麻、荷叶则能升清降浊，此现代所谓鼻炎病之经验方矣。若夫鼻炎缠绵难愈者，此久病入络，又宜通窍活血汤通之。

31. 辛夷散（严用和）　鼻痔。

歌曰：　　　辛夷散中藁防风，白芷升麻与木通。

芎细甘草茶调服，鼻生息肉此方功。

方解：方用辛夷散风热、通九窍为君，升麻、白芷升清降浊为臣，佐以防风、藁本祛风止痛，川芎、细辛活血止痛，使以木通、甘草、绿茶泻火下行，则息肉消矣。

附　哮喘四方

1. 射干麻黄汤（张仲景）　风寒喘哮、喉闭。

歌曰：　　　射干麻黄治蛙声，生姜细辛紫款功。

夏味半升枣七粒，上气咳逆此方宗。

方解：方用射干苦寒清咽去毒治喉闭为君，麻黄宣肺行水为臣，佐以生姜、细辛、五味、半夏化痰治饮止喘，冬花、紫菀润肺止嗽，使以大枣缓中补虚则喘哮止矣。此方非独清咽止哮治咳嗽上气，而一切外感风寒夹热之咳嗽功亦甚巨，可广用之。

2. 厚朴麻黄汤（张仲景） 温饮清肺止喘。

歌曰： 厚朴麻黄杏石膏，姜细味夏小麦投。

咳而脉浮生痰喘，温饮化痰功效高。

方解： 方用厚朴、杏仁宽胀宣肺为君，麻黄、石膏宣肺止喘为臣，佐以干姜、细辛、五味、半夏治饮去痰，使以小麦止汗养心，则外热内饮清矣。

义按： 此方不用桂芍甘草者，乃非桂枝汤证使然，用麻杏石膏者以胸有热也。桂枝汤证脉必浮缓，厚朴麻黄汤证脉必浮或兼紧数也。射干麻黄有咽闭之证，厚朴麻黄必夹肺热也，而其治饮则同。

3. 定喘汤（张时彻） 肺热喘嗽。

歌曰： 定喘白果麻黄施，款冬半夏桑白皮。

苏杏黄芩加甘草，肺寒膈热喘哮宜。

方解： 方用麻黄宣肺止嗽为君，用白果敛肺止喘为臣，一发一收，主圣臣明。佐以苏子、杏仁、半夏、冬花止嗽定喘，黄芩、桑皮清热泻肺，使以甘草调和诸药，则喘嗽止矣。

4. 苏子降气汤（《太平惠民和剂局方》） 降气平喘。

歌曰： 苏子降气夏草归，橘前杏朴桂姜追。

风寒咳嗽痰涎喘，沉香助陈号角吹。

方解： 方用苏子降气平喘为君，半夏、橘皮、生姜化痰止呕，杏仁、厚朴利肺气去胸满为臣，佐以桂枝、当归辛润止咳逆上气，前胡化痰，使以甘草调和诸药，则气降喘止矣，亦有加入沉香者则效果更胜。

此方与定喘汤一降气一敛肺，一温一凉，医者审病察脉，宜辨证明鉴。

义按： 忆少时读陈修园医书，依稀记得《医学三字经》歌曰："喘促症，治分门。鲁莽辈，止贞元。实喘者，痰饮援。葶苈饮，十枣汤。虚喘者，补而温。桂苓类，肾气论。平冲逆，泄奔豚。真武剂，治其源。它标剂，忘本根。"

哮喘乃外感时邪，内触伏饮致病，故陈修园批贞元，远归地是有见地之言，然歌中亦无对症可师之方。我因另作打油诗于下：

哮喘病，分阴阳。寒热夹，虚实彰。外寒感，内饮兼。

哮如雷，喘如脱。小青龙，龙雷迁。辨中风，别伤寒。

桂枝剂，加朴杏。麻黄方，细味姜。定喘汤，热多良。

苏子汤，降气强。射麻黄，神效方。朴麻汤，重杏膏。

六君类，土生金。七子汤，补先天。煅胎盘，虚喘躅。

注： 七子汤为苏子、芥子、杏子、五味子、葶苈子、菟丝子、破故子（补骨脂），研末，每次服五钱，日三夜一服。

义按： 哮喘病，病根在肺脾肾。肺为贮痰之器，脾为生痰之源，肾为先天之本。故急则治其标，缓则治其本。风寒之外袭，新邪引动伏饮，痰气搏击乃其源，故宜宣肺化痰止喘，小青龙汤为首选，十拿九稳。若太阳中风虚证者，宜桂枝加厚朴杏子佳。若温病，喘而汗出，无大热者，宜麻杏甘石汤，但此为治温，非治哮喘之方也，若上举四方者，乃治哮喘之常用方也。辨证得宜，常有覆杯即愈之功。如风寒咽闭痰哮者，此射干麻黄汤之功也；至外感风热而内有伏饮者，此厚朴麻黄汤之治也；若肺寒膈热之痰喘者，此定喘汤之治也；若夫上盛下虚之风寒咳嗽，此又宜苏子降气汤也。但平心而论，时方之治终不如经方之功也。但也有例外。忆一病者名叫金钗之台商云：他走遍天下，求治其喘满之证。然皆少效，唯独饮我开的苏子降气汤有大效。忆其证，喘而不哮，乃上实下虚也。考夏陈前胡，杏子厚朴，平常药也。岂为苏子、沉香降气之功，抑或是当归肉桂温肝培木之用哉？

六、润方

1. 麦门冬汤（张仲景） 养阴润肺，除烦。

歌曰：　　　　麦门冬汤半夏参，枣甘粳米煎细斟。

　　　　　　　　咽喉不利因虚火，养阴除烦功最神。

方解：方用麦冬七升清心润肺为君，半夏一升化痰降逆为臣。人参、甘草各二两益气生津为佐。使以粳米三合、大枣十二枚养胃除烦，而火逆之证咽喉不利平复矣。此方眼目为麦冬七倍于半夏，此所以为甘守津还之意也，以润燥为主也。

2. 沙参麦冬饮（吴瑭） 秋燥津亏。

歌曰：　　　　沙参麦冬饮豆桑，玉竹甘花共合方。

　　　　　　　　秋燥耗伤肺胃液，苔干干咳一服宽。

方解：方用沙参、麦冬养阴润燥为君，玉竹、扁豆滋阴养胃为臣，佐以桑叶清肺止咳，花粉生津止渴，使以甘草调和诸药，则苔干干咳愈矣。

3. 桑杏汤（吴瑭） 清热润肺，生津止咳。

歌曰：　　　　桑杏汤中象贝宜，沙参栀豉与梨皮。

　　　　　　　　燥伤气分脉数大，但主辛凉病可医。

方解：方用桑叶、杏仁辛凉清肺为君，山栀子、豆豉清膈之热为臣，佐以沙参、浙贝养阴止咳，使以梨皮甘寒润肺，则秋燥平矣。

4. 益胃汤（吴瑭） 益胃润燥。

歌曰：　　　　益胃汤主滋肺阴，沙参玉竹性润清。

　　　　　　　　生地麦冬能增液，冰糖和之养胃津。

方解：方用沙参、玉竹润肺益胃，生地黄、麦冬凉血增液，冰糖和之，甘润可口，肺胃滋矣。

5. 增液汤（吴瑭） 滋阴凉血增液。

歌曰： 增液汤中参地冬，鲜乌或入润肠通。

黄龙汤用大承气，甘桔参归妙不同。

方解： 方用生地黄滋阴凉血，玄参清心润咽，麦冬润肺养胃，则液生矣。若加入首乌润肠通便，则为增液行舟矣。

6. 消渴方（朱丹溪） 消渴津亏热结。

歌曰： 消渴汤中花粉连，藕汁地汁牛乳研。

或加姜蜜为膏服，益血润燥生津良。

方解： 方用花粉生津止渴为君，黄连清心凉胃为臣，佐以藕汁、生地汁、牛乳凉血润燥，使以姜蜜辛开甘润为反佐，则消渴之证愈矣。

7. 清燥救肺汤（喻昌） 清燥润肺养阴。

歌曰： 清燥救肺参草杷，石膏胶杏麦芝麻。

经霜收下干桑叶，解郁滋干效可夸。

方解： 方用桑叶清金宣肺为君，石膏清肺胃之热，麦冬、胡麻仁、阿胶养阴滋肺润肠为臣，佐以人参、甘草益气生津，使以杏仁、枇杷叶宣肺气，则燥热除矣。

病机十九条，喻昌增燥气病机一条，盖火就燥，燥则干，干则宜润，此麦冬、胡麻仁之滋也，温则宜凉之，此桑杏、石膏之清也，燥则裂之，此阿胶之滋阴补漏也，若燥火之升，又宜枇杷叶以降之，此清燥救肺所以作也。

8. 甘露饮（刘河间） 胃热口疮。

歌曰： 甘露两地与茵陈，芩枳枇杷石斛从。

甘草二冬平胃热，桂苓犀角增新功。

方解： 方用生、熟地补先天之水为君，天、麦冬启后天之润为臣，佐以茵陈、黄芩苦寒清火，石斛、枇杷叶养胃降火，枳壳行气宽肠，使以甘草调和诸药，则如久旱之逢甘露，因以甘露饮名汤。亦有加桂枝、茯苓以助膀胱之气化者则水升矣。

9. 桂苓甘露饮（刘河间） 暑湿伤中烦热。

歌曰： 　　桂苓甘露饮河间，暑湿伤中烦渴连。

　　　　　　五苓三石与甘草，姜蜜和之功效彰。

方解： 方用滑石、石膏、寒水石三石清泻三焦游火为君，五苓散助膀胱气化止烦渴为臣，佐以姜蜜辛开甘润，使以甘草调和诸药，则暑热清矣，其若烦渴之逢甘露。故亦以甘露名汤。

10. 养阴清肺汤 白喉。

歌曰： 　　白喉养阴清肺汤，玄参生地麦牡丹。

　　　　　　芍药甘草薄荷贝，养阴润肺病能康。

方解： 方用浙贝、薄荷凉润清咽解毒为君，玄参、生地黄、麦冬润燥增液为臣，佐以丹皮、赤芍凉血解毒，使以甘草甘以和之，则白喉燥疫清矣。

11. 炙甘草汤（张仲景） 虚劳肺痿。

歌曰： 　　炙甘草汤姜桂参，麦冬生地火麻仁。

　　　　　　大枣阿胶加酒服，虚劳肺痿效如神。

另歌： 　　炙甘草汤地一斤，姜桂麦麻三两均。

　　　　　　参胶二两炙草四，大枣三十润肺心。

方解： 方用干地黄一斤滋阴养血为君，阿胶、麦冬、麻仁养阴润燥为臣，佐以参、甘、姜、枣补土根以益气复脉，使以桂枝、姜、酒温阳复脉为反佐，则阳生阴长而心气旺矣。

此方辨证要点在量，干地黄一斤折合今250克，故能滋阴水之不足，大枣三十枚在象数上乃群阴会，甘以补脾，炙甘草四两折今60克，以强心复脉，麦冬、麻仁各半升折30克以润肺宁肠，人参、阿胶各二两折 30 克以益气养血，桂枝、生姜各三两折合 45 克为反佐，以温阳利水，水酒煮，六升煮三升，温服一升，一剂三服，必使药力相继。

12. 活血润燥生津散（朱丹溪） 血燥津枯。

歌曰： 　活血润燥生津散，归地芍药及二冬。

　　　　　桃仁红花共花粉，利便通幽润泽中。

方解： 方用生地黄、芍药、当归滋阴补血为君，天冬、麦冬润肺生津为臣，桃仁、红花活血破瘀为佐，使以花粉生津止渴清热毒，则血燥津枯愈矣。

13. 通幽汤（李东垣） 活血润燥，破瘀通便。

歌曰： 　通幽汤中二地滋，桃仁红花归草濡。

　　　　　升麻升清以降浊，噎塞便秘此方须。

方解： 方用生地黄、熟地黄滋阴补血润便为君，当归补血润肠，桃仁、红花活血破瘀为臣，佐以升麻升阳明清气，使以甘草调和诸药，则大便通矣。

14. 加减复脉汤（吴瑭） 滋阴复脉。

歌曰： 　加减复脉炙草功，芍药生地大麦冬。

　　　　　更用阿胶麻仁入，下焦温病清滋中。

　　　　　一甲复脉麻仁去，牡蛎潜阳血脉通。

　　　　　二甲复脉加鳖甲，三甲龟板阴和衷。

生地黄、炙草、白芍各六钱，麦冬五钱，阿胶、麻仁各三钱。上六味水八升，煮三升，分温三服。按一升古今折换为 200 毫升，即约等于今日一食碗或一弓杯。

方解： 方用炙甘草补脾复脉为君（取甘守津还之意），以生地黄、麦冬滋阴润肺，麻仁通便为臣，佐以阿胶补养阴血，使以芍药敛阴和血，则脉复矣。一甲复脉汤去麻仁加牡蛎一两，二甲复脉汤再加鳖甲八钱，三甲复脉汤再加龟板一两。

15. 救逆汤（吴瑭）　养阴固脱复脉。

歌曰：　　　救逆汤中炙草宗，芍药生地麦门冬。

　　　　　　　再用阿胶加龙牡，养阴固脱见奇功。

方解：方用复脉汤（炙甘草、芍药、生地黄、麦冬、麻仁、阿胶）六味药去除麻仁之滑泄，加龙骨、牡蛎镇纳固脱而成，总之功在滋阴复脉、镇惊安神固脱而已。

16. 大定风珠（吴瑭）　阴虚欲脱，滋阴复脉。

歌曰：　　　大定风珠三甲攻，阿胶鸡子麦味从。

　　　　　　　麻仁地芍炙甘草，阴虚欲脱立新功。

方解：方集加减复脉汤、救逆汤、三甲复脉汤、小定风珠、芍药甘草汤去龙骨、淡菜加五味子而成，方十一味，喘者加人参，自汗者再加龙骨、小麦，悸者加茯神、小麦。

义按：上面滋阴复脉数方，以复脉汤六味药为基础，即以生地黄、麦冬、麻仁滋阴为本，芍药、甘草平肝止痉为辅，佐以阿胶血肉有情之品，则阴生脉复矣。若欲救逆固脱者，去麻仁之滑而加龙牡之镇纳，至三甲者皆血肉有情之物，是以随症加减则阴血旺而虚风息矣。若大小定风珠，又加鸡子黄以清滋焉。

17. 白茯苓丸（《太平惠民和剂局方》）　肾消。

歌曰：　　　白茯苓丸治肾消，花粉黄连草薢调。

　　　　　　　二参熟地覆盆子，石斛蛇床内金疗。

方解：方用茯苓健脾祛湿为君，熟地黄、玄参、覆盆子滋阴补肾，人参、石斛、花粉益气生津为臣，黄连、萆薢、蛇床子清热利湿止痛为佐，使以内金健脾胃而进饮食，以磁石煎汤送下丸药，则肾消愈矣。

18. 右（左）归饮（张景岳） 补命火肾水。

歌曰： 右归饮治命门衰，附桂山萸杜仲施。

地草怀山枸杞子，便溏阳痿服之奇。

左归饮中萸地茯，怀山枸杞炙草宜。

方解： 右归饮方用熟地黄、山茱萸补肾益精为君，茯苓、怀山药补脾益肾，枸杞、杜仲补肝肾为臣，佐以桂心、附子补肾壮阳，引火下行，使以炙甘草调和诸药，则命火旺矣。

左归饮则在六味丸的基础上去除丹皮、泽泻，加枸杞、炙草以补肾滋阴则肾水旺矣。

若"右归丸"则在右归饮之基础上再加鹿角胶、菟丝与当归，则补肾壮阳之功更伟。

至左归丸则由六味丸去丹皮苓泽加龟胶、鹿角胶及枸杞、菟丝、牛膝而成，加减出入宜乎变通。

义按： 左、右归饮乃景岳代表作，是其学术思想的集中反映，乃景岳医易理论的融合与贯通的产物。读景岳《类经》，足见景岳之聪明绝等与学识的渊博。自己实感汗颜而深感敬佩。但"景岳出，著新方"常为陈修园所诟病，我亦有同感，并有话要说。考《汤头歌诀》，除方书之祖仲景外，历代名医能登大雅之堂者，人仅数首以传世。而景岳新方八阵，一人竟作近二百首，就即使是先进思想的演绎，但究有多少首方经得起实践的考验。观景岳五柴胡饮随便组方，其加减药物之多，诚为"乱经旨以演其所知者"。如此作新方，实为不严肃之行为。仲景经方历朝代之久远，其麻桂、青龙、白虎经方之首创，经成千逾万上亿人的试验证实，经得起统计学规则的检验。实历千锤百炼，方成典范，试问景岳作的五柴胡饮他平生开过多少次，此真见证"阎王奶请医生"的笑话。若门外无鬼就是良医，但她请来的医生，却把仅来看病的一个病人医死了。考景岳盛名之归，早年从儒，中年始医，晚岁著述，理论虽超前，经验却滞后，其左归右归之治，都是医那些半生不死之病，因为半生，故为百合病或更年期之空穴来风；因为不死，不医亦罢，比起仲师、子和临阵之大刀阔斧，救死生于顷刻者，则远矣！

七、补方

1. 独参汤（《伤寒大全》） 回阳救逆。

歌曰： 独参回阳功，血脱可回生。

太极真妙理，专任气力宏。

方解：方用人参一两（30克）炖，温分三服。人参润肺宁心，开脾助胃，补五脏安精神，定魂魄，故能回阳救逆，历代以来都为"起死回生"妙药。合姜附草更是回阳救逆之绝唱。

2. 当归补血汤（李东垣） 补气益血。

歌曰： 当归补血有气功，归一芪五力最宏。

若加生脉参麦味，气阴两虚法可宗。

方解：方用黄芪50克，五倍于当归，补气止汗为君；当归10克辛润补血为臣，以彰春生木长之义，故能气血双补。

3. 生脉散 益气生津，润肺复脉。

歌曰： 生脉麦味与人参，保肺清心治暑淫。

三才天冬参生地，金能生水土生金。

方解：方用人参补气，麦冬润肺，五味子补肾水，则土能生金，金能生水而金水荣昌，故能治暑伤元气之病，润肺复脉。

至三才汤由天冬、人参、生地黄组成，集天地人三才之精，吴瑭用以滋阴润肺复脉，为温病后期滋补方。

4. 四君子汤（《太平惠民和剂局方》） 补气健脾。

歌曰： 四君子汤君人参，白术茯苓甘草臣。

或加陈夏六君子，再入香砂痞气通。

姜枣和之培元气，益气补脾此方宗。

六君果梅名四兽，健脾补气治疟功。

方解：方用人参补五脏、健脾胃为君，白术燥湿健脾为臣，佐以茯苓健脾利水，使以炙甘草，甘以养胃，姜枣调和营卫。此方为补气运脾常用方，以此加减能治心脾气弱之病。

5. 升陷汤（张锡纯） 补肺气，升下陷中气。

歌曰： 升陷汤中君黄芪，升柴升清升阳气。

桔梗知母兼保肺，气虚下陷此方施。

方解：方用黄芪一至二两，补气升陷为君，桔梗开提肺气为臣，佐以知母养阴清肺以制北芪之温，使以升麻、柴胡，升阳明清气，推陈出新，则气虚下陷举矣。此方与补中益气汤之别是，一为升肺气脾气，一为补中益气，临证宜辨明。

6. 补中益气汤（李东垣） 补中益气升阳。

歌曰： 补中参术甘草陈，归芪升柴用更神。

劳倦内伤气不足，阳虚外感有奇功。

方解：方用人参大补元气为君，黄芪补气，当归益血为臣，佐以白术、炙草补脾益气，陈皮理气化痰，使以升麻、柴胡升提中气，则气升血举中气充足矣。

7. 龟鹿二仙胶（王肯堂） 补阴阳气血心肾。

歌曰： 龟鹿二仙最守真，补人三气精气神。

人参枸杞共四味，益寿延年实可珍。

方解：方用人参大补气血为君，鹿茸补阳气生精血为臣，佐以龟板滋阴养肾，使以甘、杞补肝肾，则阴阳气血俱补矣。

8. 大建中汤（张仲景） 健中补脾温阳。

歌曰： 大建中汤建中阳，蜀椒饴糖参干姜。

寒冲皮起有头足，温阳化湿腹痛蠲。

方解：方用人参大补元气为君，用饴糖甘以补脾为臣，佐以干姜温中，使以蜀椒辛以补阳，则中气健矣。

9. 四物汤（《太平惠民和剂局方》） 补血通剂。

附：八珍汤、十全大补汤、人参养营汤。

歌曰： 四物归芎芍地功，春夏秋冬性味中。

加减变通神变化，血家百病此方宗。

八珍加入四君子，十全桂芪增更神。

人参养营川芎去，远志味陈姜枣从。

方解：方用当归辛润补血培木，寓春生之意；川芎辛窜活血，寓火长夏天之象；芍药敛阴止痛寓秋收平和之义；地黄滋阴补血，寓冬以藏精之理，四味和合则春夏秋冬成而万物长矣。

四物汤若合四君子名八珍汤，则大补气血，如八珍汤加黄芪桂心名十全大补汤，力更宏。若十全大补汤减去川芎再加五味、陈皮、远志、姜、枣名人参养营汤，则有补心养营之作用。都是大补气血的常用方剂。

10. 四物汤加减歌（陈敦义）

四物芍地与归芎，血家百病此方宗。

血本阴类滋肝肾，秋冬春夏序列中。

金水木火排四象，加减临时在变通。

归芎归芍别归地，芎芍地芍各分攻。

减地原因嫌阴瘀，归芎芍和兄弟从。

去芎只为忧辛窜，归芍地合滋阴丰。

四物辛芷蠲头痛，荆防加入祛湿风。

圣愈参芪气行血，玉烛硝黄腑气通。

桃红四物破瘀阻，胶艾甘草止血功。

君不见

胶艾四物加香附，方名妇宝调经专。

四物连芩治崩漏，解毒四物清热方。

三炭四物能止血，四物三藤祛风还。

双和桂芪甘姜枣，八珍四君气血匡。

妇人经产歌四物，四物和歌唱不完。

百代过客凭气血，千秋黄河集百川。

滔滔大道无穷尽，尽在阴阳启其端。

明识太极真妙理，捷如关公过五关。

注1：三炭即山栀炭、地榆炭、棕榈炭。

注2：三藤即忍冬藤、海风藤、清风藤。

方义解要：

四物汤是由芍药、熟地黄、当归、川芎四味药组成的。一切血液之病变都以此方为宗门教下。血本阴类。滋养肝肾，贞下起元，故先芍地而后归芎，在五行四象排列中就先秋冬而后春夏，其加减变化就以整体观、辨证法为主导，在四物汤中先说当归，其性味辛温而润，代表春天之生机蓬勃，主木。川芎性味辛温夹热，代表夏天万物欣欣向荣，主火。白芍性味苦平微酸，代表秋天之收敛肃杀，主金。干地黄性味甘寒而润，代表冬天之潜藏蓄精，主水。四物各得一方之精气，配伍得宜，自能神其变化。

先以当归为例，分别与川芎、白芍、干地黄相配，则分别有活血、和血、养血之不同。至芎芍与地芍之配，又各有专攻，一为散中有收，一为金水相生。若四物减去地黄是为了去除其阴瘀、妨胃阻血，归芎芍配伍在仲景方中多见，如当归散、当归芍药散、温经汤、保产无忧方等。如四物汤中去川芎就是忧虑其辛窜伤阴，因此归芍地配合就是为了滋阴养血，这在肺痨诸方，清燥之剂中常见。至若四物汤合细辛、白芷，能补血止头痛，四物与荆芥、防风合能补血祛湿浊、邪风。四物合参芪为圣愈汤，大补气血；四物合硝黄为玉烛散能补血润便；四物合桃红为活血破瘀圣药，四物合胶艾甘草有补血止血之功。

难道学医诸君见不到吗？

四物加胶艾香附名妇宝调经方。芩连合四物为治崩漏之方，四物合黄连解毒为清血毒之剂，四物加山栀炭、地榆炭、棕榈炭能补血止血。忍冬藤、海风藤、清风藤合四物汤则能养血祛风。双和汤是由四物加肉桂黄芪甘草姜枣组成。八珍汤是由四物合四君而成就匡扶气血之功。妇科病四物组方之可歌可泣，触目可见之，四物和合之方歌，唱也唱不完。

人生如寄，为百代之过客，所凭借的是气血。千秋黄河浩瀚万里，所收集的是众流之水，大道滔滔无穷无尽，都是以阴阳为纲为纪，明白了太极两仪四象妙理，则察物处事审方用药快捷如关云长过五关斩六将。

11. 补肝汤（《医宗金鉴》） 补肝益血。

歌曰： 补肝汤中四物先，归芎芍地养血彰。

麦仁麦冬木瓜草，养血滋肝功效强。

方解： 方用四物汤补肝血为君，酸枣仁舒肝安神，麦冬润肺清心为臣，佐以木瓜入肝舒筋，使以甘草调和诸药，则肝和矣。

12. 滋水清肝饮（《医宗己任编》） 滋肾清肝。

歌曰： 滋水清肝六味奇，归芍大枣柴胡施。

更用栀子清肝火，补肾泻肝最相宜。

方解： 方用六味地黄丸补益肝肾，三通三补为君，当归、白芍养血平肝为臣，佐以山栀子清热，大枣和中；使以柴胡舒肝解郁、推陈出新，则肝郁解矣。

13. 酸枣仁汤（千金方） 补肝安神。

歌曰： 酸枣仁汤茯苓甘，川芎知母肝魂安。

虚劳虚烦不得眠，宁神益智体自康。

方解：方用酸枣仁入肝安神为君，知母清金平木为臣，佐以川芎活血补脑，茯苓健脾宁神，使以甘草调和诸药，则神安而成寐矣。

14. 一贯煎　肝肾阴虚。

歌曰：　　一贯煎中用麦冬，沙参杞子生地同。

　　　　　　当归川楝水煎服，肝肾阴虚见奇功。

方解：方用当归补肝血为君，麦冬、沙参清金平木为臣，生地黄、枸杞子滋肝肾为佐，使以川楝子苦寒舒肝止痛，则肝肾阴虚愈矣！

15. 柔肝汤（经验方）　补血柔肝。

歌曰：　　柔肝汤中泻用酸，乌梅木瓜首乌存。

　　　　　　归地芍药同甘草，麦冬清金处处春。

方解：方用乌梅酸敛为君，首乌、木瓜补肝舒筋，芍药、甘草平肝敛阴为臣，佐以当归、生地黄滋阴养血，使以麦冬清金平木，则肝虚阳亢愈矣。夫肝之病泻用酸，肝为刚脏，远刚用柔，故头晕目眩，烦躁易怒，血压偏高之病皆可治疗。

16. 七宝美髯丹（邵应节）　补益肝肾。

歌曰：　　七宝美髯首乌奇，菟丝牛膝茯苓施。

　　　　　　骨脂枸杞当归合，专益肝肾精血虚。

方解：方用何首乌补血益肝为君，当归、枸杞补肝血为臣，佐以牛膝、菟丝子、补骨脂补肾益精，使以茯苓养心脾，则肝肾亏虚及脱发之症多能治愈。

17. 升阳益胃汤（李东垣）　健脾益胃止痛。

歌曰：　　升阳益胃黄连芪，柴芍六君姜枣施。

　　　　　　羌独防风与泽泻，疏肝补脾此方宜。

方解：方用六君子汤健脾益胃为君，柴胡、芍药疏肝解郁止痛为臣，黄芪补气，泽泻利水，羌活、防风祛风胜湿，姜枣调和营卫为佐，使以黄连苦味健胃清热，则脾虚胃痛之病愈矣。

18. 天王补心丹（道藏） 滋阴宁心安神。

歌曰：　　　天王遗下补心丹，为悯山僧讲课难。

　　　　　　归地二冬酸柏远，三参苓桔味枣丸。

方解：方用枣仁、柏仁、远志开心益智安神为君，人参、五味子宁心复脉，当归、生地黄滋阴补血，天冬、麦冬润肺生津为臣，佐以丹参、玄参活血，茯神安神，桔梗开提，上药为末，朱砂为衣镇惊安神，则虚烦不眠之病可愈。

19. 养心汤　补气养心安神。

歌曰：　　　养心汤用草芪参，二茯芎归柏子仁。

　　　　　　夏曲远志加桂味，或加酸枣安心神。

方解：方用柏子仁宁心安神为君，川芎、当归补血，人参、黄芪补气为臣，佐以二茯健脾安神，桂枝、五味子温阳敛阴，半夏化痰，使以远志开心气，甘草和诸药，则心得养而神能安。

20. 安眠汤（经验方） 补血安神镇惊。

歌曰：　　　失眠阴虚血不充，百母生脉四物功。

　　　　　　桂枝甘草龙牡茯，枣仁柏子安心神。

方解：方用四物补血为君，血足则神宁；用生脉散补阴复脉，百合、知母清心润肺为臣，君臣和则心安；佐以桂枝、甘草、龙骨、牡蛎、茯神镇惊安神，使以枣仁、柏仁宁神安眠，则神和睡足矣。

义按：方集百合知母汤、生脉散、四物汤、桂甘龙骨牡蛎汤、酸枣仁汤于一身，诚补血生脉、宁神定惊、安眠之复方，临证加减自有奇效。

21. 黄芪桂枝五物汤（张仲景） 虚劳血痹。

歌曰：　　黄芪桂枝五物汤，芍药姜枣血痹康。

蠲痹汤治风气痹，羌防姜黄加服安。

方解：方用黄芪补气固表，气为血帅，气行则血行，再加桂枝汤去甘草之甘缓，为急于温阳活血也，故能治虚劳血痹之病。

若加羌活、防风、姜黄名蠲痹汤，治肩周炎有良好的作用。

22. 归脾汤（《济生方》） 补血归脾。

歌曰：　　归脾汤中术芪神，参志香甘及枣仁。

龙眼当归十味外，若加熟地失其真。

方解：方用人参补脾益气为君，黄芪、白术、炙甘草补气安脾肺，龙眼肉、当归补心益血为臣，佐以枣仁安神益志，使以木香调气，姜枣调和营卫，则血归心脾矣，此制方之妙，若加熟地黄则反为阴瘀而碍脾了。

23. 黄芪建中汤（张仲景） 建中补脾。

歌曰：　　黄芪建中治虚寒，桂枝倍芍增饴糖。

失精里急诸不足，腹痛悸衄与咽干。

方解：方用黄芪补益中气为君，以桂枝汤中调肠胃为臣，再加芍药敛阴止痛为佐，使以饴糖甘以养脾，故能治虚劳血虚，腹痛，悸衄之证，特别是对胃溃疡后期，补气血而生肌有良好的功效。

24. 天雄散（张仲景） 失精漏下，温阳复脉。

歌曰：　　天雄散治心肾寒，龙骨天雄三两匡。

六两桂枝八两术，半产漏下失精康。

方解：方用天雄温阳益肾为君，白术健脾燥湿为臣，佐以桂枝温阳强心，使以龙骨固涩安神，则半产漏下失精愈矣。

25. 百合固金汤（赵蕺庵） 肺痨阴虚咳嗽。

歌曰： 　　　　百合固金二地黄，玄参贝母桔甘藏。

　　　　　　　　麦冬芍药当归配，喘咳痰血肺家安。

方解： 方用百合补肺宁心为君，生地黄、熟地黄滋阴补肾，当归、芍药补血和血为臣，佐以麦冬、玄参润肺止咳，使以甘、桔和中、开提肺气，则肺痨病愈矣。

26. 补肺阿胶汤（钱仲阳） 肺虚咳血。

歌曰： 　　　　补肺阿胶马兜铃，牛蒡甘草杏糯停。

　　　　　　　　肺虚火盛人当服，顺气生津咳血宁。

方解： 方用阿胶滋阴止血为君，杏仁、牛蒡子止咳为臣，马兜铃、甘草润肺为佐，使以糯米甘黏补脾肺，则肺痨咳血之病愈矣。

27. 秦艽鳖甲散（罗谦甫） 风劳蒸嗽。

歌曰： 　　　　秦艽鳖甲治风劳，地骨知母与青蒿。

　　　　　　　　当归柴胡乌梅入，止嗽除蒸功效高。

方解： 方用鳖甲滋阴破瘕、清虚热为君，秦艽、地骨皮退虚热，柴胡、青蒿清少阳邪热为臣，知母、当归滋阴养血为佐，使以乌梅敛阴止汗，则风劳虚热愈矣。

28. 黄芪鳖甲散（罗谦甫） 肺病劳热。

歌曰： 　　　　黄芪鳖甲桑骨皮，甘桔参苓柴夏施。

　　　　　　　　地黄芍药天冬桂，艽菀知母劳热宜。

方解： 方用三才汤天冬、生地黄、人参滋阴增液为君，黄芪益气固表，秦艽、鳖甲、地骨皮滋阴除蒸为臣，佐以茯苓半夏去痰，知母、紫菀、桑皮清肺止嗽，柴胡、白芍舒肝和血，使以甘草调和诸药，少佐肉桂辛以润之，得阳生阴长之义矣。

29. 保真汤（《十药神书》） 肺痨阴虚气弱。

歌曰： 保真汤用四君芪，归芍二地二冬施。

地骨甘杞知柏味，陈皮甘草养胃宜。

方解： 方用当归、芍药、生熟地滋阴补血为君，天麦冬润肺，知母、黄柏清阴，地骨皮、枸杞子清肝退虚热为臣，佐以四君黄芪补脾益气，土旺自能生金，使以陈皮行气，则气阴双补矣。

30. 增减月华丸 肺痨阴虚。

歌曰： 月华归芍二地奇，二百二冬二母施。

甘桔阿胶及三七，参味苓怀猪肺宜。

方解： 方用二百、二冬、二母滋阴润肺止嗽为君，归、芍、生熟地滋阴补血，阿胶、白及、三七滋阴止血破瘀为臣，佐以人参、五味子生津润肺，茯苓、怀山药补脾肺，甘草、桔梗和中排痰，使以猪肺，以脏补脏，则肺痨咳嗽咳血愈矣。

31. 薯蓣丸（张仲景） 风气虚劳，气血双补。

歌曰： 薯蓣丸内用八珍，桔防豆卷杏枣仁。

桂姜麦蔹阿柴曲，风气虚劳效若神。

方解： 方用怀山药大补脾肺肾，八珍汤大补气血为君，防风、柴胡、桂枝、干姜祛风散邪温阳为臣，佐以枣仁安神，麦冬、桔梗、杏仁润肺保肺，使以神曲、豆卷、白蔹消食去积，则虚劳诸不足愈矣。

32. 四二五合方（刘奉五） 补血调经益肾。

歌曰： 四二五合方，归芎芍地全。

二仙培肾气，五子调经还。

方解： 方用四物补血和血调经为君，仙茅、仙灵脾补肾益精为臣，以五子（菟丝子、枸杞子、覆盆子、五味子、车前子）温补下元、填精、益肾、祛湿为佐使，则血虚精弱之病愈矣。

33. 金匮肾气丸（张仲景） 滋阴精，补肾气。

歌曰：　　　金匮肾气治肾虚，熟地准药及山萸。

丹皮苓泽加桂附，引火归原热下趋。

济生加入车牛膝，肾虚水肿能消除。

钱乙六味去附桂，专治阴虚火有余。

六味再加五味麦，八仙都气治相殊。

更有杞菊与知柏，归芍参麦各分途。

方解： 方用熟地黄八两色黑入肾，滋阴益精为君，山茱萸、怀山药各四两补肾益精为臣，佐以茯苓、泽泻、丹皮各三两，三通以治水血障碍，使以附子、肉桂各一两以温阳化气，引火归原则肾气充矣。

义按： 此方乃补肾气经典之方，其补多通少，乃制方之妙，其熟地黄与附桂之比为八比一两，三补三通之比又是四比三两，此正是彰显滋阴补肾益精为此方之目的，至附桂为一两则是视为使药、引药看待，是"阴中有阳""阳生阴长"之妙义的具体应用，不然"孤阴不生，孤阳不长"，肾气就不能蒸动了，此方之量为金科玉律，不要视为泛泛之谈，与炙甘草汤之量都是经典之作。

若济生肾气丸是在肾气丸的基础上加车前牛膝，可治肾虚水肿。钱乙则在肾气丸中减去附子、肉桂名六味地黄丸，可治一切肾阴虚与虚火上炎之证。

如八仙长寿丸则在六味丸基础上再加麦冬、五味，则能补肾润肺。单加五味子名都气丸，能补肾纳气。或加杞子、菊花名杞菊地黄丸治头晕目眩。还有加知母、黄柏之知柏地黄丸能滋阴降火，有加当归、芍药的归芍地黄丸能滋阴补血，有加沙参、麦冬之参麦地黄丸能清金滋肾。这些都是有名的方剂。

34. 桂枝加龙骨牡蛎汤（张仲景） 安神镇惊，温阳。

歌曰：　　　仲景桂枝龙牡汤，失精亡血阴头寒。

脉得微细芤迟紧，目眩发落梦交康。

方解：方用桂枝汤温阳敛阴、和气血，龙骨、牡蛎定惊宁心神，故对亡血失精、阴头寒、梦交等情志病都有很好的功效，且对更年期综合征都有很好的安抚作用，不可因药之平和与价廉而小视之。

35. 加味理中地黄汤 脾肾亏，慢惊风。

歌曰： 　加味理中地黄汤，能治慢惊脾肾康。

　　　　　　归芪茱杞故姜枣，酸枣胡桃附桂匡。

方解：方用理中汤温脾理中为君；地黄滋阴补肾，附子、肉桂补肾壮阳为臣；佐以山茱萸、枸杞子、胡桃肉、补骨脂大补肝肾，当归、黄芪补气血，酸枣仁安神；使以姜枣调和营卫，则慢惊风愈矣。

36. 还少丹（杨倓） 脾肾虚寒。

歌曰： 　还少专治脾肾寒，茱淮苓地杜牛餐。

　　　　　　苁蓉楮实茴巴枸，远志菖蒲味枣丸。

方解：方用熟地黄、山茱萸、枸杞子、苁蓉滋阴补肾为君，杜仲、牛膝、巴戟、楮实子填精益肾为臣，佐以茯苓、怀山药补脾益肾，菖蒲、远志清心开窍，使以五味、大枣安神和中，则脾肾康矣。

37. 桑螵蛸散 健忘，便数。

歌曰： 　桑螵蛸散治便数，参茯龙骨同龟甲。

　　　　　　菖蒲远志及当归，补肾宁心健忘觉。

方解：方用桑螵蛸补肾涩精为君，人参、茯苓补气健脾，当归补血为臣，佐以龟板滋阴，龙骨固涩，使以菖蒲、远志开窍宁神，则健忘便数愈矣。

38. 地黄饮子（刘河间） 瘖厥风痱。

歌曰： 　地黄饮子山茱茯，麦味菖蒲远志斛。

　　　　　　苁蓉桂附巴戟天，少入薄荷姜枣服。

瘖厥风痱能治之，火归水中水生木。

方解： 方用熟地黄滋阴补肾为君，山茱萸、茯苓、肉苁蓉、巴戟天补肾益精，麦冬、五味子、石斛养阴润燥为臣，佐以肉桂、附子补肾壮阳，菖蒲、远志宁神益智，使以姜枣调和营卫，少入薄荷轻清上达，则偏瘫舌强不语之疾瘳。

39. 固冲汤（张锡纯） 补肾固冲止血。

歌曰： 固冲汤中芪术功，茱芍龙牡五倍同。

贼骨茜草棕榈炭，补脾止崩功力宏。

方解： 方用黄芪、白术益气补脾为君，山茱萸、白芍补肝固脱为臣，佐以龙骨、牡蛎镇纳救逆，五倍子、棕榈炭固涩止血，使以乌贼骨、茜草固冲化瘀止血，则脾虚肝弱之崩漏止矣。

八、泻方

1. 大承气汤（张仲景） 泻积通便。

歌曰： 大承气汤大黄四，厚朴半斤四枚枳。

芒硝三合分三服，痞满燥实标医史。

方解： 方用大黄苦寒泄热通便以攻其实，芒硝软坚散结以润其燥，用厚朴苦温下气以消其满，用枳实苦辛破结以治其痞，则痞满燥实消矣。

大黄四两，厚朴八两，枳实五枚，芒硝三合

上四味以水一斗，先煮枳朴，取五升，去渣，内大黄，更煮取二升，去渣，内芒硝，更上微火一两沸，分温再服，得下，余勿服。此病之深重者用也，故若折今量一剂为大黄 60 克、厚朴 120 克、枳实 70 克、芒硝 60 克，水煮分服之。一服量当取其半，量已甚大。若再减其半，当为今日之常用量。

2. 小承气汤（张仲景） 胃肠痞满，便秘。

歌曰： 小承气治痞满坚，枳实厚朴大黄将。

调胃承气硝黄草，坚实不满此方良。

方解： 方用大黄四两清热泻下为君，厚朴二两行气宽肠为臣，佐以枳实三枚消痞破结，水煮分温服之，则痞满实消矣。

至调胃承气则为硝黄草合方，大黄亦四两，甘草则仅二两，芒硝则半斤，量比大承气都重，是调胃承气之功在调胃软坚，且奇在其服法是三升煮一升，少少服之，所以加甘草，是调胃气也。考承气三方大黄皆用四两，是泻下之不可缓也。

小承气汤验案：余食积近十日，腹胀不运，食少痞满，病虽轻微，心烦不已，小药未效，大药不必，最终用小承气汤而愈，因病轻故用半服，4小时后即泻下一次，病遂失，因证悟"腑宜通，即是补"之真理。小承气汤其味亦美，由是悟经方之所以源于"汤液"者。

考仲景泻下有三方，一为痞满燥实之大承气汤，一为痞满坚之小承气汤，一为软坚泻下之调胃承气汤，三方各有千秋，不能胡混。

调胃承气加白虎汤验案：兴戊叔，男，60岁，嗜酒如命，中焦积热，大便干结，饮食不为肌肉。形肉已脱，吾其时方二十一岁，医此病乃吾开山之作。吾遵《黄帝内经》中消皆因胃热乘之训，循此明灯，一路走到底，即开调胃承气合白虎汤加减，经腑并治，连服一二百剂，后期加服六味地黄丸滋水，其病乃愈。

3. 凉膈散（《太平惠民和剂局方》） 上中焦燥实，清热凉膈。

歌曰： 凉膈硝黄栀子翘，黄芩甘草薄荷饶。

竹叶蜜煎凉膈上，中焦燥实服之消。

方解： 方用连翘、竹叶清上焦之邪热为君，山栀子、黄芩清热解毒为臣，佐以调胃承气硝黄草泻下泄热，使以薄荷辛凉清润，蜜煎润下，则上中焦燥实解矣。

4. 桃仁承气汤（张仲景） 逐瘀泻下。

歌曰：　　　桃仁承气五般奇，甘草硝黄并桂枝。

　　　　　　热结膀胱少腹胀，如狂蓄血最相宜。

方解： 方用桃仁破血逐瘀为君，大黄、芒硝泻下软坚为臣，佐以桂枝助膀胱气化，使以甘草调和诸药，则膀胱与附件瘀阻清矣。

5. 大陷胸汤（张仲景） 逐水泻下。

歌曰：　　　大陷胸汤大黄硝，甘遂合之治中焦。

　　　　　　大陷胸丸加杏苈，项强柔痉病能消。

方解： 方用大黄六两先煎去渣，后加芒硝一升泻下软坚，甘遂一钱匕攻痰逐水，水煎分温两服，得快利，止后服。

至大陷胸丸则加杏仁、葶苈子，治项强如柔痉状。

若小陷胸汤，药为黄连一两，半夏半斤，瓜蒌一个，能治结胸痰热之证，故黄连量较小。

6. 大黄牡丹皮汤（张仲景） 肠痈热毒血瘀。

歌曰：　　　大黄丹皮效最真，芒硝桃仁冬瓜仁。

　　　　　　肠痈肿痞兼腹痛，其身甲错效如神。

方解： 方用大黄四两泻下，芒硝三合软坚，桃仁、丹皮一两破瘀消肿，冬瓜子半升醒脾排脓，则肠痈之病愈矣。

考仲景大泻之方大黄多用四两，但都为分温两服，如此方却为顿服，医者宜博观详审焉。

7. 复元活血汤（李东垣） 胸胁积血瘀阻。

歌曰：　　　复元活血花粉归，桃红山甲瘀血摧。

　　　　　　推陈出新柴胡入，大黄甘草泻下追。

方解： 方用大黄攻城泻下，柴胡清肝利胆，一降一升，均能推陈出新，是为君药，再用桃仁、红花活血破瘀为臣，佐以当归活血，山甲摧坚，花粉润燥，使以甘草调和诸药，则破故开新矣。

8. 失笑散（《太平惠民和剂局方》） 产后血晕。

歌曰： 失笑蒲黄及五灵，晕平痛止积无停。

山楂二两便糖入，独圣功同更守经。

方解： 方用五灵脂通利血脉、散瘀止痛，蒲黄活血止血，佐以醋或黄酒止痛行血，则恶露行而血晕醒矣。

独圣散则用山楂二两（60克）水煎，加童便红糖冲服能治产后腹痛。

9. 通窍活血汤（王清任） 活血通窍破瘀。

歌曰： 通窍活血归芍芎，桃仁红花瘀血攻。

麝香通络真妙药，通阳复脉宜用葱。

方解： 方用桃仁、红花活血破瘀为君，当归、川芎、赤芍活血和血为臣，佐以麝香通络开窍，使以葱白通阳，则窍通瘀散矣。

通窍活血汤验案：族人阿霞，女，40岁。因被其家公杖伤头顶，头痛多年难忍，常需布缚头上。其时吾年少气盛，乃曰：此乃跌打瘀伤头上，宜通窍活血汤五剂可愈。服汤已，头痛顿失，病者一世称念。其实，此虽辨证准确，但确为偶遇而已，功在王清任，其《医林改错》诸方亦印证了唐容川之名言："一切久治不愈之证，当于血瘀求之。"

10. 补阳还五汤（王清任） 补气破瘀通络。

歌曰： 补阳还五归芍芎，通络破瘀用地龙。

四两黄芪为主药，补气破血用桃红。

方解： 方用黄芪四两补气为君，用桃仁、红花活血破血为臣，佐以归、芎、赤芍和血行血，使以地龙以通络，则中风后遗之病愈矣。方中黄芪之量可因人而加减。

11. 血府逐瘀汤（王清任） 胸腑瘀阻。

歌曰： 　　血府逐瘀积血消，桃仁四物任逍遥。

　　　　　　　柴枳甘桔牛膝下，瘀阻血痹均能疗。

方解： 方用桃仁、红花行血破瘀为君，四物和血活血为臣，佐以四逆散疏肝解郁止痛，使以桔梗开提，牛膝引血下行，则府畅血通矣。

12. 膈下逐瘀汤（王清任） 膈下瘀血作痛。

歌曰： 　　膈下逐瘀用桃红，归芎丹芍元胡功。

　　　　　　　乌药枳壳灵香附，甘草和之瘀血通。

方解： 方用桃仁、红花破血逐瘀为君，用归、芎、芍活血行血，丹皮、元胡、五灵脂破瘀止痛为臣，用香附、乌药、枳壳舒郁行气破结为佐，使以甘草调和诸药，则瘀消血通矣。

13. 少腹逐瘀汤（王清任） 经寒瘀阻。

歌曰： 　　少腹逐瘀官桂姜，归芎赤芍小茴香。

　　　　　　　元胡没药同失笑，经寒瘀痛功效彰。

方解： 方用失笑散（蒲黄、灵脂）活血去瘀为君，用元胡、没药止痛破瘀为臣，佐以归、芎、赤芍活血和血，桂心、干姜、小茴香温经散寒，使以甘草调和诸药，则经寒瘀厥去矣。

14. 乌蛇荣皮汤（李可） 皮肤顽癣，脱发。

歌曰： 　　乌蛇荣皮定风丹，桃红四物桂枝汤。

　　　　　　　丹皮紫草白藓入，血行风灭皮肤康。

方解： 方用乌梢蛇祛风胜湿止痒为君，桃红四物破瘀活血为臣，佐以桂枝汤温阳解表和营卫，定风丹（首乌、白蒺藜）乌须发、定晕眩、滋肝肾，使以丹皮、紫草、藓皮凉血解毒治皮损，则一切慢性皮肤顽疾都有良效。

15. 桂枝茯苓丸（张仲景）水血障碍，囊肿腹痛。

歌曰： 　仲景桂枝茯苓丸，丹芍桃仁共五般。

　　　　　妇人水血障碍者，外孕囊肿皆能康。

方解：方用桂枝、茯苓温阳利水，桃仁、丹皮活血破瘀，佐以赤芍敛阴和血利小便，则水血障碍、子宫外孕及囊肿愈矣。

16. 下瘀血汤（张仲景）狂狗咬伤，经闭瘀积。

歌曰： 　下瘀血汤治狗伤，桃仁地鳖大黄将。

　　　　　大黄甘遂阿胶入，少腹敦状水血蠲。

方解：方用桃仁、土鳖虫活血破瘀，大黄解毒泻下，则狗咬瘀伤之病去矣。

至大黄甘遂汤，则用大黄、甘遂破瘀逐水、通利二便，加阿胶滋阴止血，则破中有补，对瘀阻型肿瘤有消肿止血功效。

17. 抵当汤（张仲景）经停血阻。

歌曰： 　抵当丸用桃仁黄，水蛭虻虫共合方。

　　　　　妇女经水不利者，调经破瘀去无还。

方解：方用桃仁活血破瘀为君，大黄泻下逐积为臣，佐以潜之水蛭，飞之虻虫，二者俱能融血活血，故对血栓、瘀阻有不可抵当的功效。

18. 大黄䗪虫丸（张仲景）五劳七伤，干血瘀阻。

歌曰： 　大黄䗪虫治七伤，五劳虚极干血蠲。

　　　　　虻蛭蛴桃地干漆，芩杏芍草换新天。

方解：方用抵当汤活血去瘀，有攻城野战之功，土鳖虫、蛴螬、干漆破瘀去积为臣，佐以黄芩、生地黄清热凉血，杏仁宣肺，使以芍药、甘草舒筋和血止痛，则瘀消血畅矣。

19.十枣汤（张仲景） 留饮、伏饮、支饮水患。

歌曰： 十枣汤里遂戟花，留伏支饮顶呱呱。

控涎丹用遂戟芥，葶苈大枣亦可夸。

方解： 方用甘遂攻下逐水为君，大戟、芫花利水消肿为臣佐，使以大枣十枚，安中益气，则水去而不损脾，痰蠲而不伤正。

20.疏凿饮子（严用和） 阳水。

歌曰： 疏凿商陆槟木通，苓泽姜腹椒目功。

赤豆秦艽与羌活，通气利水此方攻。

方解： 方用商陆通利二便行水退肿为君，赤小豆、椒目、泽泻、木通利水祛湿为臣，茯苓皮、姜皮、腹皮能行皮肤水湿，秦艽、羌活祛风解表为佐，使以槟榔行气利水，则阳水退矣。

21.五苓散（张仲景） 通阳利水，解表化湿。

歌曰： 五苓散治太阳腑，泽泻白术猪茯苓。

膀胱化气添官桂，利尿消暑烦渴清。

除桂名为四苓散，无寒但热得安宁。

猪苓汤除桂与术，加入阿胶滑石停。

此为利水兼泄热，淋浊血尿一服灵。

方解： 方用泽泻利水祛湿为君，猪苓、茯苓健脾利水为臣，佐以白术燥湿健脾，使以桂枝温阳解表，则外寒内湿清矣。

若去除辛温解表之桂枝，名四苓散，治无寒但热之病。

猪苓汤则在五苓散中减去辛温之桂枝及温燥之白术，加入阿胶滋阴止血、滑石通利六腑，则尿石症愈矣。猪苓汤治结石之病有良效，盖滑石滑可去著，阿胶黏可补漏，泽泻、猪茯苓利水通淋。若五淋散、八正散都可辨证加入应用。

附一　吐法一则

瓜蒂散（张仲景）　涌吐宿食。

歌曰：　　　瓜蒂散中赤小豆，或入藜芦郁金凑。

　　　　　　　此吐实热与风痰，虚者参芦一味匀。

　　　　　　　若吐虚烦栀豉汤，痰剧乌附尖方透。

　　　　　　　古人尚有烧盐方，一切积滞功能奏。

方解：方用瓜蒂、赤小豆等分为末，每服 1～3 克，用豆豉煮汤送服，不吐者用翎毛或手指探吐。

经验录：苏某，男，30 岁，因食积腹痛，辗转反侧，虽年轻力壮，但病来如山倒，痛苦不可名状，近闻之有酒食腐秽之气。仓促无备涌吐药，凭经验大黄苏打片可治食积，且味奇臭无比，吞之想吐。乃嘱病者嚼烂数片，再以指探吐，即吐出宿食半桶而愈。此吐法之大功也。

附二　妇科撮要

1. 温经汤（张仲景）　温经止血。

歌曰：　　　温经归芎芍草参，阿胶丹桂麦夏从。

　　　　　　　吴茱为君生姜好，调经止血见奇功。

方解：方用吴茱萸温经散寒为君，阿胶滋阴止血，当归、川芎、芍药补血活血为臣，佐以麦冬、半夏降逆止呕，桂枝、丹皮温阳破瘀，使以甘草调和诸药，则经通血畅矣。

2. 艾附暖宫丸（《万病回春》）　养血调经，暖宫散寒。

歌曰：　　　艾附暖宫四物滋，黄芪肉桂与吴茱。

　　　　　　　续断温经兼养血，宫寒不孕能消除。

方解：方用四物汤养血补肝为君，黄芪补气生血为臣，佐以艾叶、香附、吴茱、肉桂温经散寒，使以续断补肾调经，则宫暖花开矣。

第二章　新撰汤头歌诀

3. 过期汤　月经后期。

歌曰：　　　过期汤用莪香附，桃红四物通血脐。

　　　　　　　肉桂木通同甘草，温经通胞莫若此。

方解：过期汤用桃红四物活血祛瘀调经为君，香附、莪术行气调经为臣，佐以肉桂温经散寒，使以木通、甘草以通血脉，则月经如期矣。

4. 先期汤（《证治准绳》）　经热先期。

歌曰：　　　月经先期四物先，芩连知柏苦寒将。

　　　　　　　阿胶艾叶止经血，香附行气细推详。

方解：方用四物汤补血和血为君，黄连、黄芩清热燥湿为臣，佐以知母、黄柏清阴坚肾，使以香附行气解郁，则经准矣。

5. 易黄汤（傅青主）　脾虚黄带。

歌曰：　　　易黄脾虚白果求，怀山芡实扺中流。

　　　　　　　黄柏车前治黄带，易黄汤头美名留。

方解：方用白果固涩止带为君，怀山药、芡实补脾益肾涩精为臣，佐以黄柏清热坚阴，使以车前清热祛湿，则黄带愈矣。

6. 瘦人养阴种玉汤（附：肥人种玉汤）

歌曰：　　　瘦人不孕肾精虚，熟地一两补阴施。

　　　　　　　五钱归芍山茱肉，养精种玉功效奇。

　　　　　　　肥胖不孕补中气，苓夏加入痰涎稀。

　　　　　　　若加杜仲与续断，调经种子妻不离。

方解：方用熟地黄一两滋阴补肾为君，当归、芍药半两养血为臣，佐以山茱萸补肾涩精则能养阴种玉矣。

至肥人种玉汤，则用补中益气汤补脾祛湿升阳为君，加茯苓、半夏祛湿痰为臣，再加杜仲、续断补肾养脏，则阳生阴长种玉蓝田矣。

7. 海藏妊娠六合汤（王海藏） 妊娠伤寒。

歌曰：　　　海藏妊娠六合汤，四物为君妙义长。

伤寒表虚地骨桂，表实细辛麻黄汗。

少阳柴胡黄芩入，阳明石膏知母寒。

小便不利加苓泻，胸中懊侬栀豉安。

风湿防风与苍术，温毒发斑升翘藏。

胎动血漏用胶艾，虚痞朴实颇相当。

脉沉寒厥用桂附，便秘蓄血桃黄将。

安胎养血先为主，余因各症细参详。

后人法此治经水，过多过少别温凉。

温六合汤加芩术，色黑后期连附商。

热六合汤栀连益，寒六合汤加附姜。

气六合汤加陈朴，风六合汤加芫羌。

此皆经产通用剂，说与时师好审量。

方解：妊娠六合汤是以四物养血安胎为君，再随证加入二味药，故名六合汤。

如伤寒表虚加入地骨、桂枝；伤寒表实加入细辛、麻黄；少阳病加入柴胡、黄芩；阳明病加入石膏、知母；小便不利加入茯苓、泽泻；不眠加入黄芩、山栀子；风湿则加入防风、苍术；温热发斑加入升麻、连翘；胎动不安加入阿胶、艾叶；虚痞加入厚朴、枳实；沉寒厥逆加入肉桂、附子；便秘蓄血加入桃仁、大黄，所谓"有故无殒，亦无殒也"。

总之，因于温病则用四物汤加入黄芩、白术；因于热郁则加入黄连、香附；因于热病则加入黄连、栀子；因于寒邪则加入附子、肉桂；因于气加入陈皮、厚朴；因于风加入秦艽、羌活。上面四物加味之六合汤只是一个纲领性的提示，若中医辨证则须根据具体人具体病作加减。

8. 泰山磐石汤（张景岳） 妇人气血虚胎动。

歌曰： 　　泰山磐石八珍全，去茯加芪芩断连。

　　　　　　　再益砂仁及糯米，妇人胎动病能痊。

方解： 方用八珍汤（去川茯之下泄）大补气血为君，黄芪大补中气为臣，佐以黄芩清热安胎，砂仁、续断补肾安胎，使以糯米补土安胎，则胎固矣。

9. 当归散（张仲景） 安胎养血。

歌曰： 　　当归散益妇人妊，归芎芍药及黄芩。

　　　　　　　安胎补土白术在，产后胎前药宜斟。

方解： 方用当归补血为君，川芎活血，芍药和血为臣，佐以白术健脾安胎，使以黄芩清解十二经邪热，则胎安矣。

10. 当归芍药散（张仲景） 水血障碍，妊娠腹痛。

歌曰： 　　当归芍药用川芎，苓术泽泻六味宗。

　　　　　　　妊娠腹中隐痛盛，调经疏郁见奇功。

方解： 方用当归、芍药、川芎治血分障碍，茯苓、白术、泽泻治水分障碍，则水血代谢平衡矣。此方治妊娠腹痛，下肢水湿重者有特效。

11. 保产无忧方又名十三太保（傅青主） 安胎保产。

歌曰： 　　保产无忧归芎芍，荆羌枳朴菟丝从。

　　　　　　　芪草贝母姜蕲艾，十三太保安胎功。

方解： 方用当归、川芎、芍药补血行血为君，黄芪补气，菟丝子补肾为臣，佐以荆芥、羌活祛风止痛，枳壳、厚朴宽肠去胀，川贝母清肺散结，使以艾叶、生姜、甘草温中益胃，则气血和而胎安矣。

12. 白术散（王贶） 子肿。

歌曰： 白术散中用四皮，姜陈苓腹五般奇。

妊娠水肿肌肤胀，子肿病名此可医。

方解： 方用白术健脾燥湿为君，茯苓皮健脾利水为臣，佐以大腹皮去胀，陈皮理气，使以生姜皮温阳利水，则妊娠水肿消矣。

13. 参术饮（朱丹溪） 妇人转胞。

歌曰： 妊娠转胞参术饮，炙草陈皮半夏宜。

四物为君兼养血，气升胎举功效奇。

方解： 方用人参、白术补气健脾为君，四物养血为臣，佐以陈皮、半夏理气化痰，使以炙草调和诸药，则胎位正矣。此方实际是八珍汤去川茯，加陈皮、半夏而成。

14. 羚羊角散（严用和） 子痫。

歌曰： 羚羊角散杏薏仁，防独芎归及茯神。

酸枣木香同甘草，子痫风中此方珍。

方解： 方用羚羊角祛风定痉清肝为君，独活、防风化湿祛风，川芎、当归补血活血为臣，佐以杏仁、薏苡仁宣肺祛湿，茯神、酸枣仁安神，使以木香、甘草调气和中，则子痫风中之病愈。

15. 紫菀汤（陈自明） 子嗽。

歌曰： 紫菀汤使子嗽停，杏仁桑白天冬灵。

甘桔竹茹蜜煎服，孕妇咳逆此方精。

方解： 方用紫菀辛润止嗽为君，桑皮、杏仁宣肺清肺为臣，佐以天冬竹茹润肺止呕，使以甘桔蜜煎清肺润燥，则子嗽止矣。

16. 生化汤（傅青主） 产后褥劳。

歌曰：　　　生化汤治产褥痛，归芎桃草炮姜功。

　　　　　　　倘因乳少猪蹄用，通草同煎路路通。

方解： 方用当归 25 克补血活血为君，川芎 15 克、桃仁 6 克活血破瘀为臣，佐以炮姜 2 克以温中，使以炙甘草 2 克调和诸药，则恶露止矣。

如产后乳少，用猪蹄加通草同煮能通乳，或再加路路通以通络行乳则效果更佳。

17. 完带汤（傅青主） 脾虚肝郁白带。

歌曰：　　　完带汤治白物流，脾虚肝郁湿浊留。

　　　　　　　二术参草陈山药，柴芍芥穗车前求。

方解： 方用苍白术健脾燥湿为君，参甘怀山补气益脾为臣，佐以柴胡、白芍疏肝敛阴，陈皮、荆芥调气理血，使以车前清热祛湿，则白带愈矣。

附

陈氏易医义

长子陈登科　作

医者易也，在乎一心，易者，日月合一也。易者上日下月，加上左耳旁，就是阴阳，易即阴阳。故医即是易，即是阴阳。不知易，不足以为太医。

阳之极为乾，阴之极为坤，阴阳相合者谓生，阳阳离决即谓死，故上坤下乾者为泰卦，上乾下坤者为否卦，即是此道。故医之本，本于阴阳，标在于平衡。

阴阳者，太极也，太极者，即是天罡北斗，如"S"形张开，把星空分成两半。二十八星宿环绕而转，北斗斗柄所指东即春，指南即夏，指西即秋，指北即冬，二十八星宿随之而动。故天枢阴阳顺逆而动，天地日月星宿随之而行，谓之斗转星移，气候变化。天地一年四季、二十四节、七十二候、三百六十日气象，皆斗罡太极之所牵动。中医者，精妙处在于辨证论治。辨证者，辨证候也。证候者，气候也。人之所充者，天地之气也。故辨证者，辨气的证候，证候亦为太极之所变化也。

《易经》云："古者包羲氏之王天下也，仰则观象于天，俯则观法于地，观鸟兽之文与地之宜，近取诸身，远取诸物，于是始作八卦，以通神明之德，以类万物之情。"

太极即斗也，"S"形展开，囊括宇宙万物，随之而化，其中青龙、朱雀、白虎、玄武、勾陈、腾蛇六神变化，再合太阳、太阴，总分八神，总司二十八星宿，天地八卦九宫变化。故宇宙日月星辰之变化，化生河图洛书之象数道理，河图洛书为九种不同星宿之变化也。河图者，先天宇宙元气，为生生不息之图。一六为水，二七生火，三八为木，四九化金，五与十中土，水生木，木生火，火生土，土生金，金生水，占九宫之地，而为乾一兑二离三震四巽五坎六艮七坤八之数。此为无序变化生生不息之图，无序转有序，无为化有为，混乱化稳定，稳定而后平衡，即化洛书。九宫之地，变化而生，戴九履一，左三右七，二四为肩，六八为足，五居中，九宫中无论横竖正偶相加，皆为十五之数，是为平衡之书，量天之尺也。

河图为先天长生之学，洛书为后天调理之用。洛书者，人不知有九种洛书，中为五者，为描写平衡状态之洛书。其余八种，有一入中、二入中、三入中、四入中、六入中、七入中、八入中、九入中之洛书图，代表太极的其他八种状态。一至九者，为北斗九星所属也，乃贪狼、巨门、禄存、文曲、廉贞、武曲、破军、左辅、右弼九星。河图即为描述九星生成之图，洛书为描述九星变化运动之书，一体一用，取其用也，而复归于体。

先天河图是混沌无极无为的，洛书受北斗九星根本影响是变易无常的。而洛书的真实不传之秘，是太阳系的平面运行飞星图。一是水星，二是月亮，三是木星，四是海王星，五是地球，六是天王星，七是金星，八是土星，九是火星，故此九星几百年一个循环在变化，三元九运之学即是三个甲子年，一百八十年一个循环，即太阳系平面运行飞星的一个循环终始之数。

故太极即斗也，医即易也，本于人体，天地人三才，皆通气也，一气流通于天地人之中，故有三元之学。人元明堂九宫之学，地元风水峦头玄空飞星之学，天元太乙紫微斗数遁甲六壬之学。

人之身体，藏气之皮袋也，藏天地风雷水火山泽之气，与天地相通。鼻吸天气，嘴食地气，明堂九宫九窍，莫不是流风藏气之地。九宫五脏，藏天地五行八卦九气。九窍为三才元气流通之穴，目通天光，耳接地磁，鼻吸天气，口食谷气，前后阴排泄阴气之道，全身十万八千鬼窍毛发散阳气之地，故三才交通，皆一气也。

中医者，中者，中庸也，中正也；医者易也，中正平衡之易也。五脏在于平衡，数也，平衡者，阴平阳秘，精神乃治，金木土水火五行制约平衡也。中正阴阳平衡之学就是中医之学。

医者易也，易者首重于阴阳，阳阴之极致为乾坤。乾坤者，首重泰卦，阴平阳秘也，坤上乾下，阳气上升，阴气下降，再度相交，如此阴阳循环升降而交泰，吉。

泰卦之变化有六种，取之六爻，故谓之六经辨证。泰卦从第一爻到第六爻，会出现六种变化，即是六经变化。张仲景取名六经辨证，在于易有六爻，病皆六爻之所化也，已达医易相合之境界。仲景因当年汉末道教黄巾之乱，五斗米教之事，皇权对道教文化非常抵触，故隐《伤寒杂病论》之道家医理及道家术语方名，亦是无奈。故读《伤寒杂病论》者，古今研究分歧三教九流皆有，其实研究伤寒杂病，非从医易相合不能尽其学。

泰卦下面是三阳，太阳阳明少阳，上面是三阴，太阴少阴厥阴。三阳者，阳道也，即胃胆大小肠膀胱，以通为用，法以汗下吐和治疗；三阴者，阴道也，肝心脾肺肾，以藏气为主，法以温清补消调理。故阳道虚，而阴道实，此天地之道也。

1. 太阳病升卦：泰卦若初爻由阳爻变阴爻，即是升卦，主太阳病，地风升卦，卦象为地上有风，风为百病之长，故升卦有风寒暑湿燥火六爻变化。太阳风，桂枝汤；太阳寒，麻黄汤；太阳湿，麻杏苡甘汤或麻黄加术汤；太阳燥证，葛根汤或栝楼桂枝汤；太阳火，麻黄连翘赤小豆汤；太阳热，麻杏石甘汤或越婢汤（汗法发散）。

2. 阳明病明夷卦：泰卦第二层，由阳爻变阴爻，即是明夷卦，主阳明病，地火明夷，卦象为地下有火，以清火通滞为主。阳明为咽食管膈胃小大肠，故明夷通六爻阳道之火也。瓜蒂散通咽喉之痰涎停滞，栀子豉汤通胸膈之郁火也，陷胸汤清食管之积热也，白虎汤通胃腑无形之势，泻心汤通小肠有形之火，承气汤通肠道有燥屎积聚火毒（吐下通泻）。

3. 少阳病临卦：泰卦第三爻由阳变阴，阳气日渐式微，乃至4、5、6爻太阴、少阴、厥阴之变化，其理读者可演绎类推。

八神药将（根据九星入中宫之洛书立阵）：青龙麻黄，阳旦桂枝，阴旦柴胡，黄连朱雀，石膏白虎，腾蛇大黄，勾陈干姜，玄武附子。

六经主药：太阳麻桂，阳明膏黄，少阳柴胡，太阴干姜，少阴附子，厥阴当归。

通八神药将者，即通斗枢，一将主三节，一节三候，一候五天。麻黄主立春至惊蛰三节九候四十五日，桂枝主春分至谷雨三节九候四十五日。此八药，每药主三节，三八二十四节气，三百六百日气候也。

人身亦有二十四节气，气之变化也，通天地之数，一气游行也。人体气候变化，其中有象，变化即不能离八卦之理。八卦者，八神之所游行出入变化也。人身五脏，一六为水，二七生火，三八为木，四九化金，五与十中土。先天散为后天，一为肾，六为膀胱，二为心，七为小肠，三为肝，八为胆，四为肺，九为大肠，五为脾也，十为胃。彼此相生，水生木，木生火，火生土，土生金，金生水。易二七与四九之位，即变为水克火，火克金，金克木，木克土，土克水。此八气之生克制化也，相生顺行，相克逆行。天地水火风雷山泽，通于人身，化为五脏，以顺应天枢北斗八神，司天易气也，故通八神药将，可易气而为司命也。八神药将即是天地水火风雷山泽也，化为五脏，总归于权衡。故识用八神药将，医道通也，通八卦，通二十四节，通七十二候，通三百六十种证候。

人体有五脏，五脏藏气，可化甲乙丙丁戊己庚辛壬癸，六腑通气，可通子丑寅卯辰巳午未申酉戌亥，合乾坤震兑艮巽坎离八气，同流于一身，流通为二十八气，应二十八星宿。

人身二十四龙脉，即十二经脉，奇经八脉，合四海四脉，共二十四脉，每条经脉皆有龙眼、龙穴、龙砂、龙水、龙向。寻龙点穴之术，点眼也，此峦头之学。结合玄空理气，还须合人神流注，方可辨气下针。

易者，阴阳两爻之变化。医者易也，无非关键就是阴阳。操作要向简易，不变和变易，简单是真。

先天八卦其实就是气的八种变化，是无序的，是"体"，指的是从纯阳三爻到纯阴三爻中间的八种变化，顺序是可以改变的。到了后天的八卦，开始进入"用"，如何用？戴九履一，左三右七，二四为肩，六八为足，五居中，九宫中无论横竖正偶相加皆为十五，即是其用，用其平衡之学也。九宫还有飞星之学，即是中为五，可为一，亦可为二三四五六七八九，顺飞逆飞之学，此取其变也，复归于五。故天地之学，入中为五之时为平衡状态，只占十分之一，其余之时，皆不平衡之状态也。故十人九病，生老病死，人总于平衡与不平衡之间变易。而不易之道，就在于常易。简易之道，在于变化由心。治病者，复归于平衡则可，以八卦六爻演八纲六经，得简易之道矣。

后记

立言立德立功，功德盛于一时，而言可传万世

古云："盖文章，经国之大业，不朽之盛事。""德不扬则失范，功不举则难彰。""德秘而不宣非厚德，功掩而不言非大功。"

《周易·系辞上》云："一阴一阳之谓道，继之者善也，成之者性也。"

《象》曰："大哉乾元，万物资始，乃统天。云行雨施，品物流行，大明终始，六位时成，时乘六龙以御天。乾道变化，各正性命，保合太和，乃利贞。首出庶物，万国咸宁。"

《素问·阴阳应象大论》云："阴阳者，天地之道也，万物之纲纪，变化之父母，生杀之本始，神明之府也。治病必求于本。""善诊者，察色按脉，先别阴阳。审清浊而知部分，视喘息，听音声而知所苦，观权衡规矩，而知病所主，按尺寸，观浮沉滑涩，而知病所生，以治无过，以诊则不失矣。""必先岁气，无伐天和，无盛盛，无虚虚"。

《中庸》云："天命之谓性，率性之谓道，修道之谓教……喜怒哀乐之未发，谓之中；发而皆中节，谓之和。中也者，天下之大本也，和也者，天下之达道也。致中和，天地位焉，万物育焉。"

敬录诸言，与诸君共勉，是为记。

陈敦义

2021 年 3 月